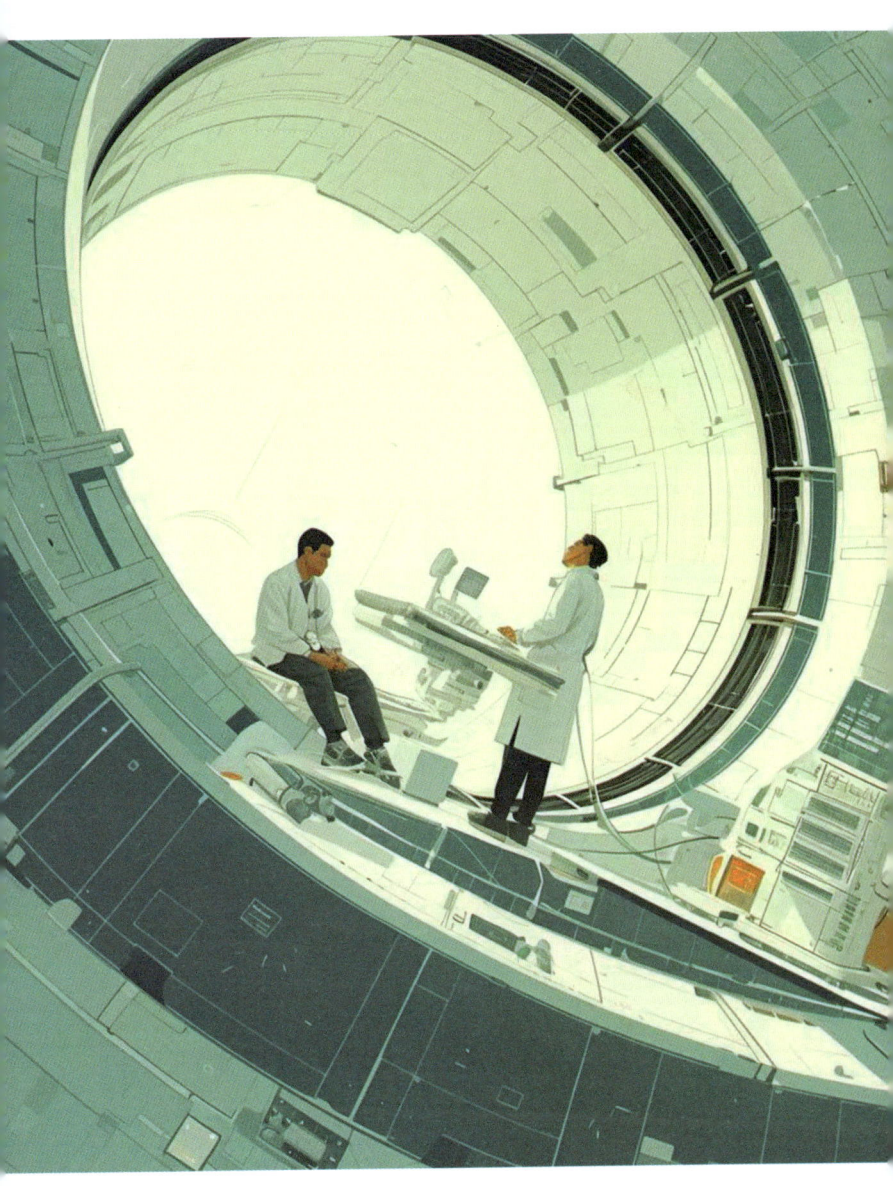

放疗前，专家会诊治疗方案

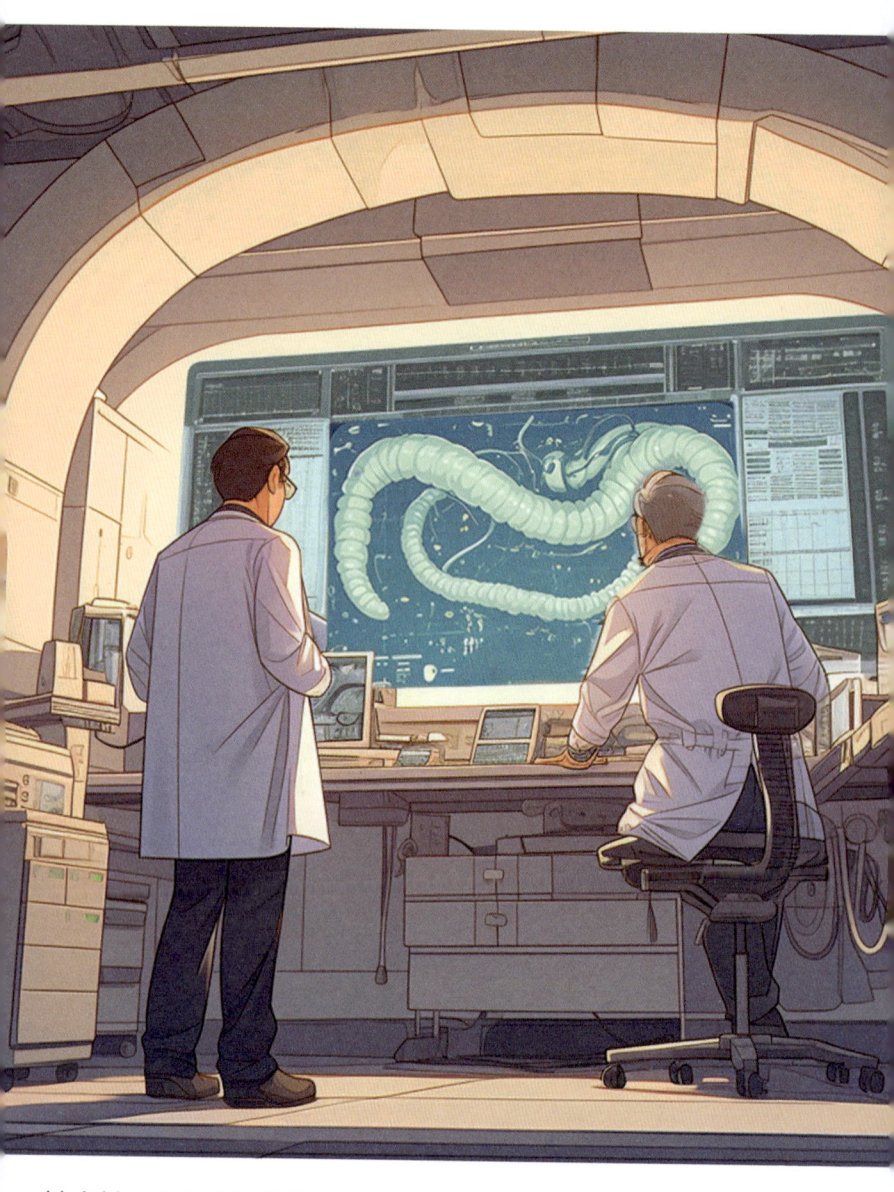

放疗前，专家会诊评估病情

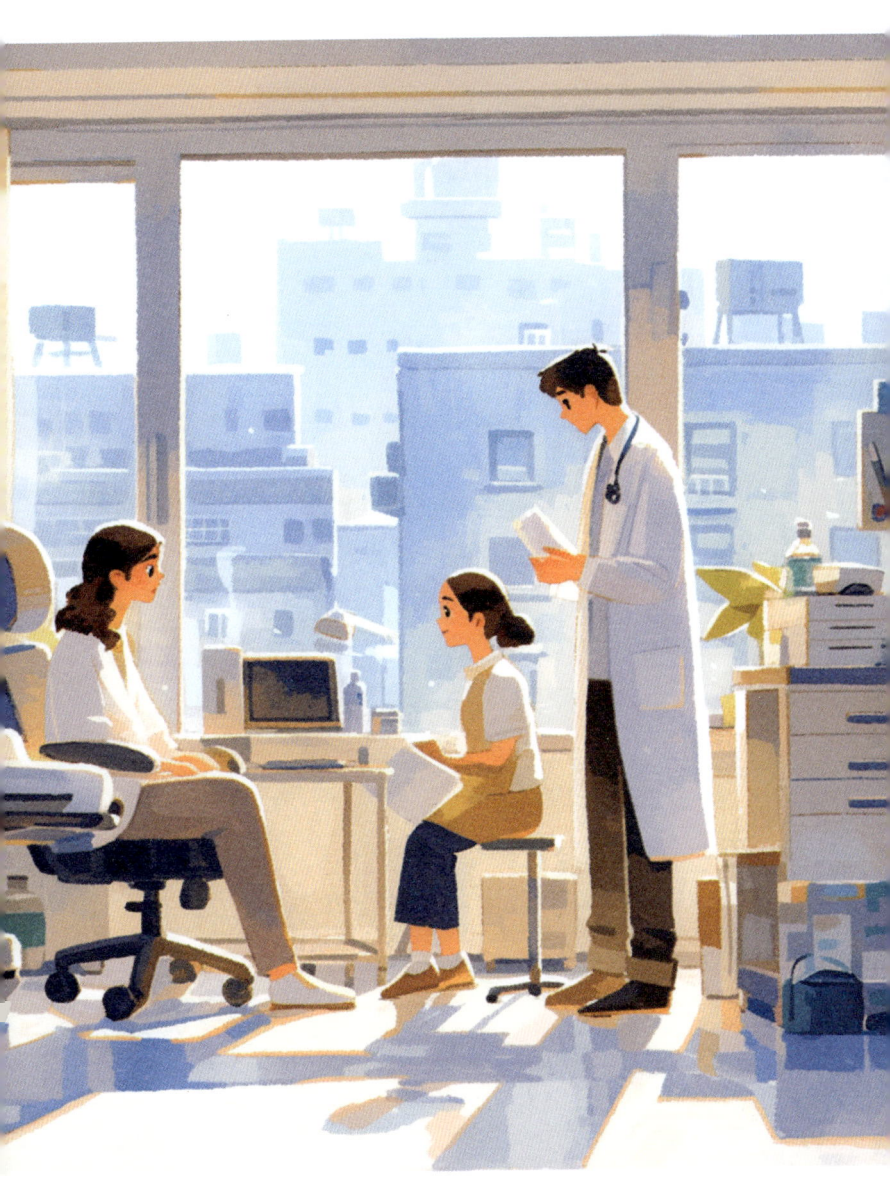

放疗前，医患床旁沟通了解

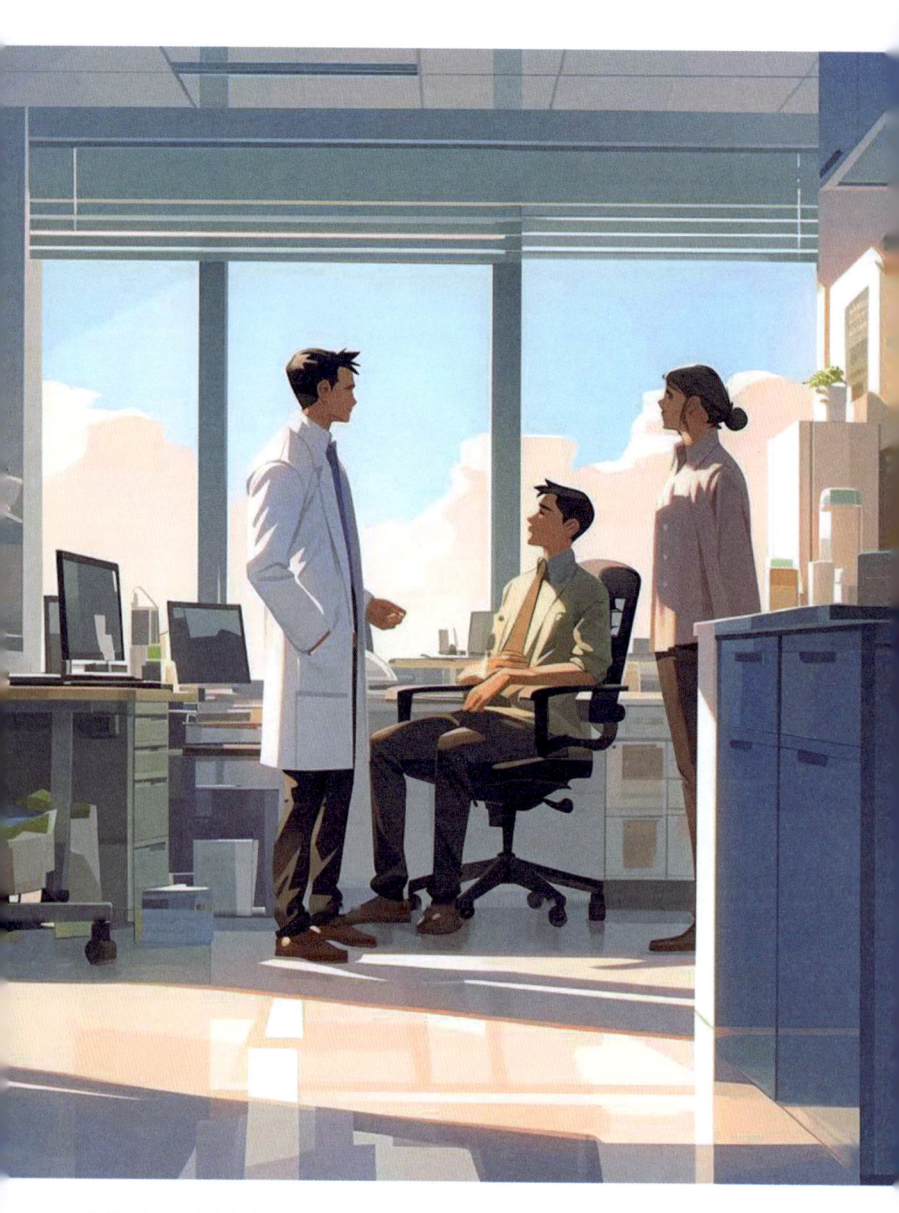

医患协商确定放疗方案

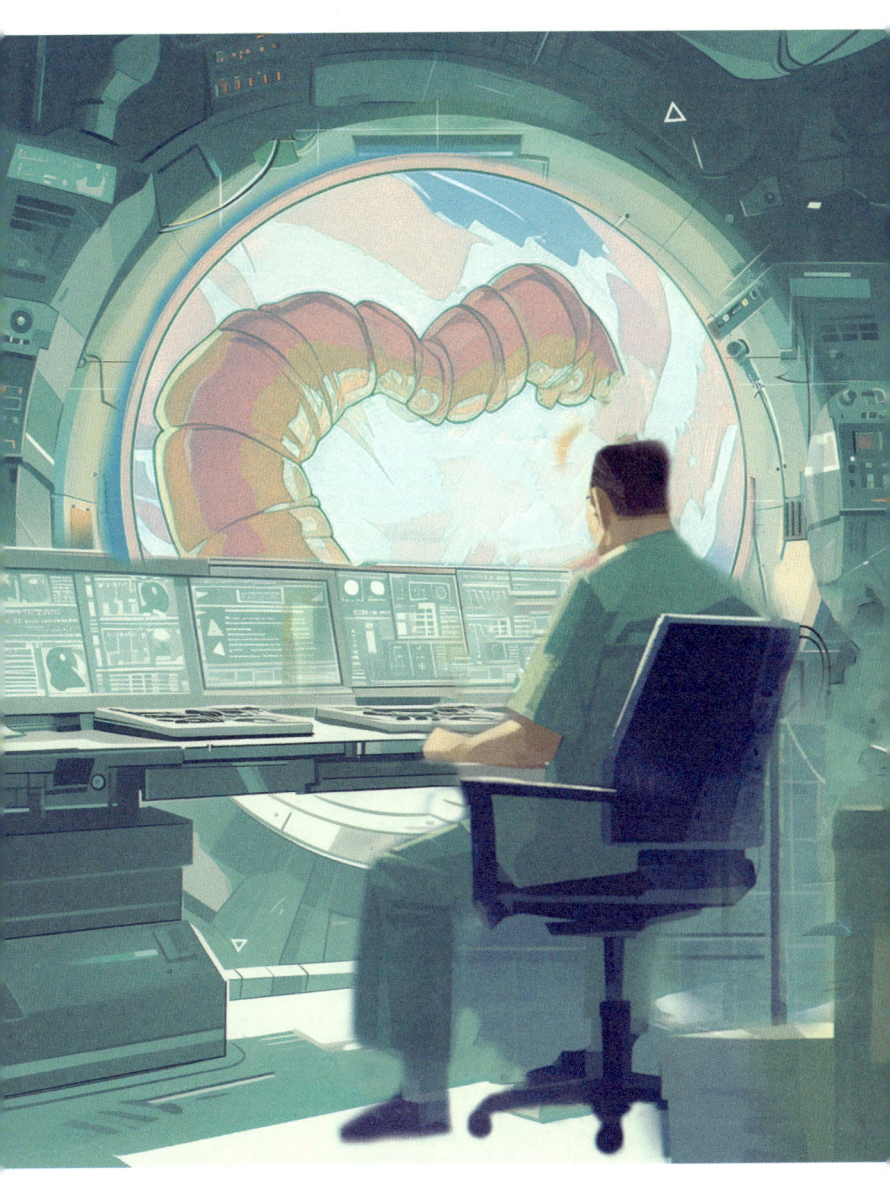

精准放疗开始了

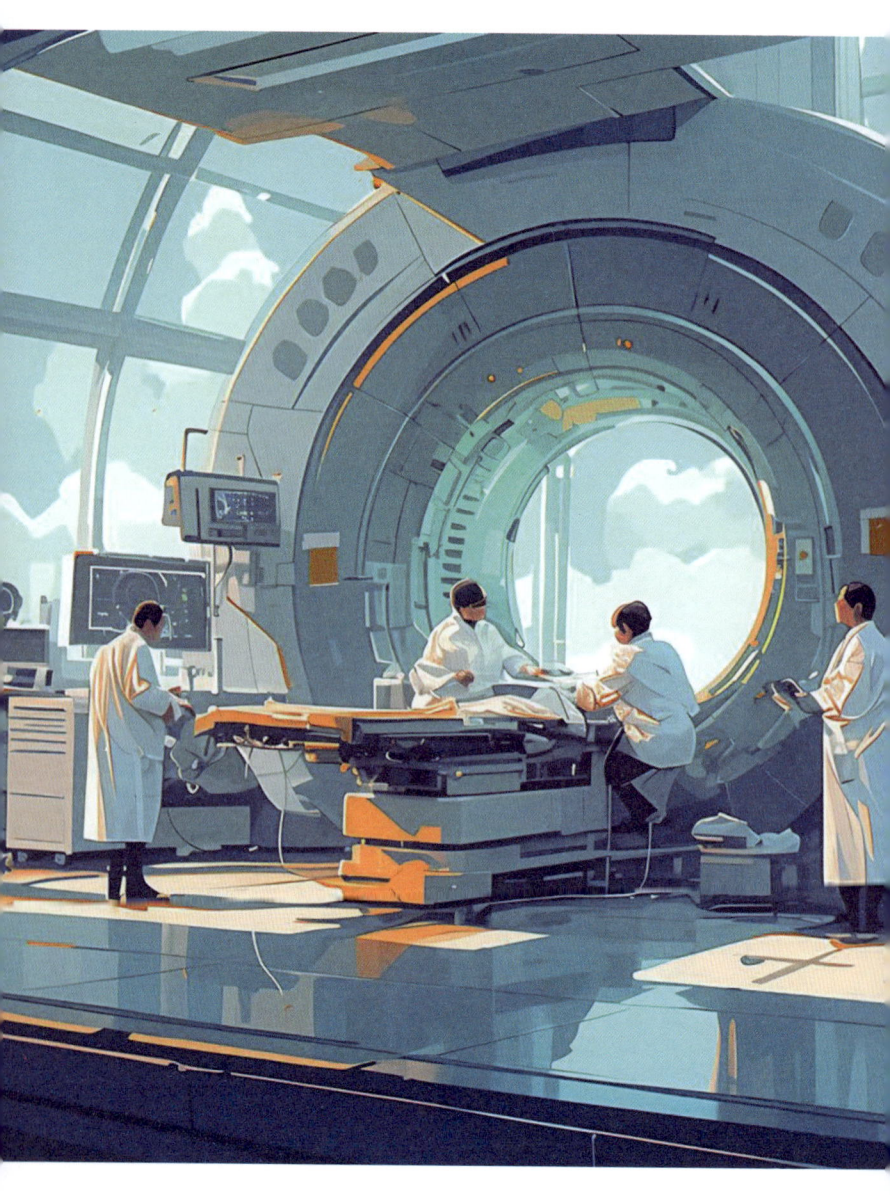

放疗医师和技师在严谨而紧张地工作

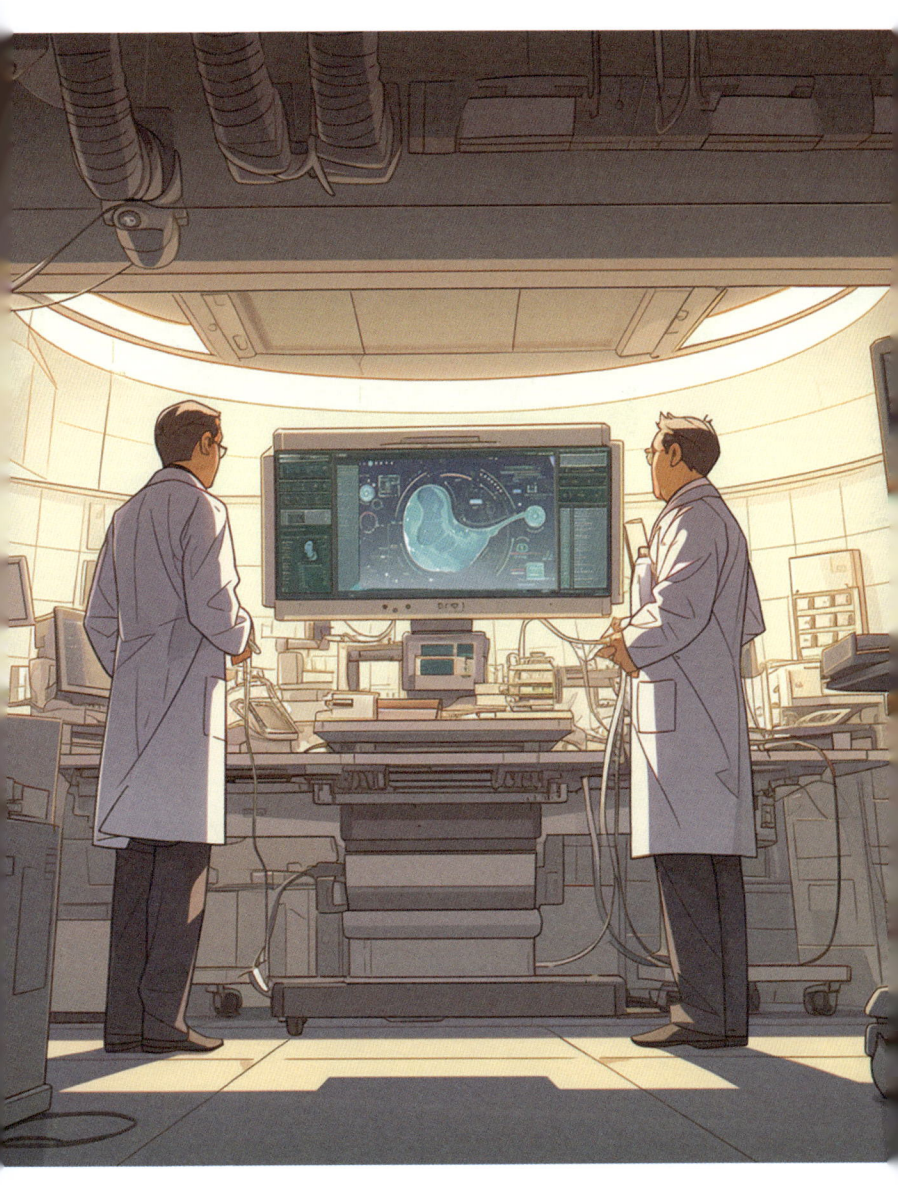

放疗后，专家在分析评估疗效

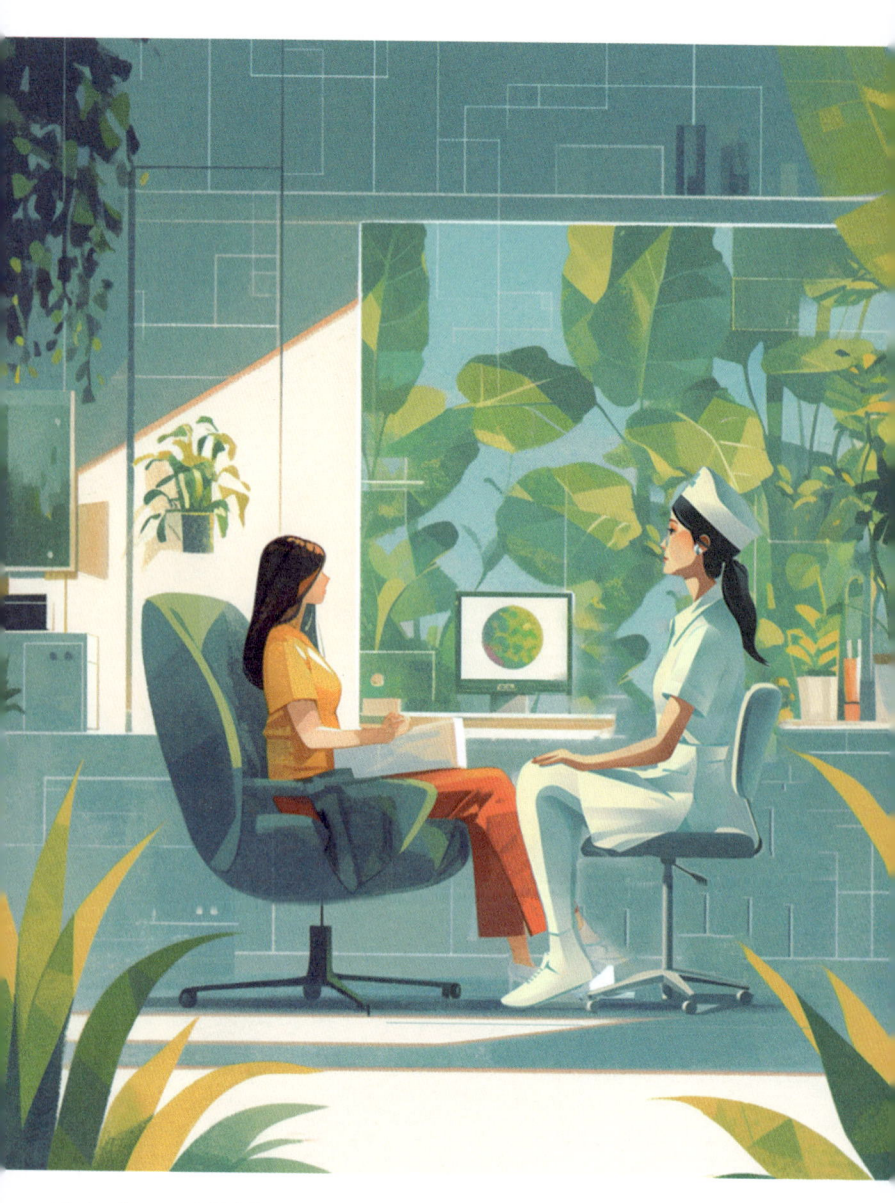

放疗后，医患沟通回访事宜

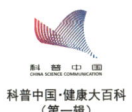

肿瘤放射治疗科普丛书（融媒体版） 总主编 王俊杰 刘友良

有的"放"矢，"消""肿"灭迹

消化系统肿瘤放射治疗

主编 岳金波 王 喆

中国科学技术出版社

·北京·

图书在版编目（CIP）数据

消化系统肿瘤放射治疗 / 岳金波, 王喆主编. —北京：中国科学技术出版社, 2024.6

（肿瘤放射治疗科普丛书：融媒体版 / 王俊杰, 刘友良主编）

ISBN 978-7-5236-0707-7

Ⅰ.①消… Ⅱ.①岳…②王… Ⅲ.①消化系肿瘤 – 放射疗法 Ⅳ.① R735.05

中国国家版本馆CIP数据核字（2024）第090134号

策划编辑	王久红　焦健姿
责任编辑	王久红
装帧设计	东方信邦
责任印制	徐　飞

出　　版	中国科学技术出版社
发　　行	中国科学技术出版社有限公司
地　　址	北京市海淀区中关村南大街16号
邮　　编	100081
发行电话	010-62173865
传　　真	010-62179148
网　　址	http://www.cspbooks.com.cn

开　　本	787mm×1092mm　1/32
字　　数	48千字
印　　张	3.5
彩　　插	12
版　　次	2024年6月第1版
印　　次	2024年6月第1次印刷
印　　刷	北京盛通印刷股份有限公司
书　　号	ISBN 978-7-5236-0707-7/R · 3270
定　　价	39.80元

（凡购买本社图书，如有缺页、倒页、脱页者，本社销售中心负责调换）

编者名单

主　　编　岳金波　王　喆
副主编　李　宁　丁　轶　郭启帅　尹　丽
编　　者　（以姓氏笔画为序）

　　　　　丁　轶　南方医科大学南方医院
　　　　　王　迪　山东第一医科大学附属肿瘤医院
　　　　　王　喆　大连大学附属中山医院
　　　　　王建波　山东大学齐鲁医院
　　　　　尹　丽　江苏省肿瘤医院
　　　　　刘　菁　山东第一医科大学主校区
　　　　　刘　静　山东第一医科大学附属肿瘤医院
　　　　　祁艳娟　青海大学附属医院
　　　　　李　宁　中国医学科学院肿瘤医院
　　　　　岳金波　山东第一医科大学附属肿瘤医院
　　　　　胡　凯　广西医科大学第一附属医院
　　　　　郭启帅　重庆大学附属肿瘤医院
　　　　　蒋春灵　江西省肿瘤医院

丛书编委会

名誉主编 于金明　马　骏　申文江
丛书主编 王俊杰　刘友良
秘 书 处 王占英
编　　委（以姓氏笔画为序）

丁　轶　马　骏　马瑾璐　王　春
王　喆　王　皓　王　澜　王仁生
王孝深　王奇峰　王攀峰　尹　丽
卢泰祥　匡　浩　毕　楠　曲　昂
吕家华　乔　俏　刘　影　刘华文
江　萍　许庆勇　孙丽娟　李　宁
李　涛　李洪振　李葆华　何立儒
沈亚丽　张　烨　岳金波　周　琴
赵丽娜　郝春成　胡　漫　侯友翔
侯晓荣　俞　伟　姜　新　夏耀雄
徐勇刚　徐裕金　郭启帅　唐玲珑
唐媛媛　黄　伟　黄桂玉　曹建忠
康　敏　章文成　阎　英　隋江东
彭　纲　葛小林　蒋春灵　韩骐蔓
蔡旭伟

序

恶性肿瘤已经成为严重威胁国人健康的主要疾病。目前肿瘤治疗主要有手术、放射治疗和化学治疗三大手段。根据世界卫生组织统计肿瘤患者中约70%需要借助放射治疗达到根治、姑息或者配合手术行术前或术后放射治疗。

自伦琴发现X射线、居里夫人发现放射性元素镭之后，利用射线治疗肿瘤逐渐成为人类抗击恶性肿瘤的主要手段。随着计算机技术进步、放射治疗设备研发水平提高、数字化控制能力增强，放射治疗技术得以飞速发展，涌现出三维适形放射治疗、调强放射治疗、影像引导下放射治疗等一大批全新的照射技术，放射治疗的理念发生根本性变革，治疗疗程大幅度缩短、精度和效率大幅度提高，已经全面进入精确和精准时代，在皮肤癌、鼻咽癌、喉癌、早期肺癌、肝癌、前列腺癌、宫颈癌等治疗领域达到与外科相媲美的疗效，催生出了放射外科、立体定向放射治疗、放疗消融、近距离消融、介入放射治疗等全新的概念，极大提高了肿瘤综合治疗水平。

为提高国人对肿瘤放射治疗认知，由中华医学会放射肿瘤治疗学分会、中国核学会近距离治疗分会，联合北京趣头条公益基金会组织全国从事肿瘤放射治疗领域的知名中青年专家学者共同编写了这套我国第一部肿瘤放射治疗科普丛书，系统阐述了放射治疗领域的新技术、新疗法和新理念，特别是将放射治疗的各种技术在各系统肿瘤中的应用以科普形式进行了介绍，语言通俗易懂，图文并茂；文本与音频视频相融合，宜读可听可看；看得懂，学得会，用得上；旨在提升整个社会对放射治疗的认知水平，使广大肿瘤患者科学、系统、全面地了解肿瘤放射治疗，为健康中国战略的实施做出放疗人应有的贡献。

中华医学会放射肿瘤治疗学分会
主任委员
中国核学会近距离治疗与智慧放疗分会
主任委员

王俊杰

前 言

消化系统肿瘤是一种常见的恶性肿瘤，包括肝脏肿瘤、胆系肿瘤、胰腺肿瘤、胃肿瘤和结直肠肿瘤，对患者的生活和健康造成了极大威胁。随着医学技术的不断发展，放射治疗（简称放疗）已成为消化系统肿瘤治疗的重要手段之一。然而，许多患者和家属对放疗的了解仍然停留在表面，对其原理、方法、适应证、放疗前中后的准备和注意事项、放疗不良反应等方面了解不足且存在诸多误区。本书旨在帮助大家更加科学、全面地了解消化系统肿瘤放疗，为患者和家属提供实用的指导。

全书分为五个部分，包括放疗的基础知识、消化系统肿瘤认知、放疗的合理选择、放疗前准备、放疗的注意事项以及放疗后随访康复。在内容编排上，我们力求通俗易懂，适合患者及家属或普通读者阅读。同时，我们还结合大量实例、数据和图谱，以期让读者更加直观地感受放疗在消化系统肿瘤治疗中的重要作用。

本书编写人员为工作在消化系统肿瘤放疗一线的医生和护士，接诊过大量消化系统肿瘤患者，他们结合自身的工作经验，使用通俗的语言全面解答了消化系统肿瘤患者困惑的问题。

衷心感谢所有参编的专家及学者们所做的努力，希望本书能够给患者及其家属带来帮助。

岳金波　王　喆

放疗名词解释

放疗 放疗为放射治疗的简称,是一种利用高能射线来杀灭肿瘤细胞的治疗方法。

化疗 化疗是化学治疗的简称,利用化学合成药物杀伤肿瘤细胞、抑制肿瘤细胞生长的一种治疗方法。

靶向治疗 靶向治疗是在细胞分子水平上,以肿瘤细胞的标志性分子为靶点,干预细胞发生癌变的环节,如通过抑制肿瘤细胞增殖、干扰细胞周期、诱导肿瘤细胞分化、抑制肿瘤细胞转移、诱导肿瘤细胞凋亡及抑制肿瘤血管生成等途径达到治疗肿瘤的目的。

免疫治疗 免疫治疗是利用人体的免疫机制,通过主动或被动的方法来增强患者的免疫功能,以达到杀伤肿瘤细胞的目的,为肿瘤生物治疗的方法之一。

TOMO刀 又称螺旋断层调强放射治疗,集合了调强适形放疗、影像引导调强适形放疗以及剂量引导调强适形放疗于一体,其独创性的设计使直线加速器与螺旋CT完美结合,突破了传统加速器的诸多限制。

射波刀 又称"三维立体定向放射手术机器人",其核心技术是以机器人的工作模式来驱动一台医用直线加速器,它属于立体定向放射治疗(SRS/SBRT)的范畴,有着疗程短、剂量率高,治疗范围广、影像引导速度快和运动器官动态追踪能力强等特点。

伽马刀 是一种融合现代计算机技术、立体定向技术和外科技术于一体的治疗性设备,它将^{60}钴发出的伽马射线几何聚焦,集中射于病灶,一次性、致死性地摧毁靶点内的组织,而射线经过人体正常组织几乎无伤害,并且剂量锐减。

立体定向放射疗法 采用等中心治疗的方式、通过立体定向技术,将多个小野三维聚焦在病灶区、实施单次大剂量照射的治疗。由于射线束从三维空间聚焦到靶点,因此病灶区剂量极高,而等剂量曲线在病灶以外迅速跌落,病灶与正常组织的剂量界限分明,如外科手术刀对病变进行切除一样,在达到控制、杀灭病灶的同时保护正常组织。

常规分割放疗 每天1次,每次剂量为1.8~2.0Gy,每周照射5次。

大分割放疗 相对于常规分割放疗而言,大分割放疗提高单次剂量，减少照射次数。

质子治疗 是一种使用质子射线来治疗肿瘤的放射治疗技术。质子射线和高能X线的主要区别是它进入体内的剂量分布。当质子射线在进入体内后剂量释放不多，而在到达它的射程终末时，能量全部释放，形成布拉格峰，在其后的深部剂量几近于零。这种物理剂量分布的特点，非常有利于肿瘤的治疗。

重离子治疗 属于粒子治疗，射线进入人体后的深部剂量分布和质子类似，布拉格峰后的剂量虽然迅速降低，但是比质子要多。产生的放射损伤70%以上是DNA的双链断裂，放射损伤不易修复，而且放射损伤的产生不依赖氧的存在，故对乏氧肿瘤亦有效。

定位 定位是通过现实的或模拟的方式模拟放射治疗，以采集患者治疗部位的影像，确定照射野体表的对应位置，并做标记的过程。

调强放疗 调强适形放射治疗的简称，是在三维适形放疗的基础上演变而来的，其原理是利用计算机控制的精密装置，根据肿瘤的形状和位置，调整放射线的强度和方向，以便更精确地照射肿瘤，同时最大限度地减少对周围正常组织的伤害。

基因检测 是一种通过分析个体的 DNA或RNA 来检测特定基因的变异、突变或遗传标记的过程。它可以提供关于个体遗传信息的重要线索,包括潜在的遗传疾病风险、药物反应性、基因型和表型相关性等。

目 录

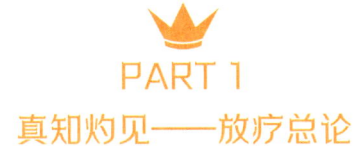

PART 1
真知灼见——放疗总论

放疗怎么杀灭肿瘤细胞？能彻底杀死肿瘤细胞吗？
　　什么情况适合放疗 ······················2
放疗能根治肿瘤吗？放疗可以替代手术治疗吗？
　　放疗可以替代化疗吗 ···················4
放疗会带来损伤吗 ························5
TOMO 刀、射波刀、伽马刀都是怎么回事 ·······7
什么是立体定向放疗 ······················7
什么是大分割放疗？什么是常规分割放疗 ·······8
质子治疗是什么？重离子放疗是什么？如何选 ····9
放疗后，病人身体会有辐射影响他人吗？
　　放疗后可以立刻接触孩子吗 ············· 10
放疗会疼吗 ····························· 11
每次放疗需要多长时间？放疗次数越多，
　　就意味着病情越严重吗 ················ 12
患有高血压、心脏病、糖尿病，可以放疗吗？
　　放疗会影响血压和血糖吗？放疗期间血压或
　　血糖升高，该如何处理 ················ 13

放疗期间需要配合化疗吗 …………………………… 14
放疗期间需要配合靶向治疗吗 ………………………… 14
放疗期间需要配合免疫治疗吗 ………………………… 15
放疗期间需要配合中药治疗吗 ………………………… 15

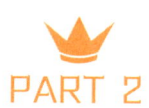

PART 2
了如指掌——消化系统肿瘤认知

为什么已经做了诊断性的 CT 和磁共振检查，
    还要在放疗前进行定位 CT 和定位磁共振呢 …… 18
消化系统肿瘤放疗具体怎么做 …………………………… 19
消化系统肿瘤放疗定位要注意什么 ……………………20
消化系统肿瘤放疗定位要做什么准备 …………………21
定位前，患者可以吃饭吗 ………………………………22
为何定位后要等候一段时间才会开始放疗 …………23
放疗定位结束后，患者还要做些什么 ………………… 24
消化系统肿瘤已经转移了，还要放疗吗 ………………25
消化系统肿瘤患者接受放疗会影响肝、肾功能吗 …25
得了直肠癌，就要切掉肛门、大便改道吗 ………… 26
直肠癌患者如何能够在保留肛门的前提下
    接受治疗 …………………………………………27
直肠癌放疗会影响性功能吗 ………………………… 29

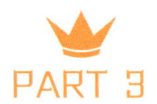

PART 3
知己知彼——放疗前准备

直肠癌术前放疗的作用是什么?
  什么情况下要做术前放疗……………………32
直肠癌术前放疗疗程多久?可否缩短放疗时间………32
直肠癌术前放疗后多久可手术治疗?
  等待期间要做哪些治疗 ……………………… 34
直肠癌术后放疗的作用是什么?
  什么情况下要做术后放疗 …………………… 35
直肠癌手术之后多久开始术后放疗?
  术后放疗的疗程多长 ………………………… 35
直肠癌术前放疗和术后放疗有什么区别,做了术前
  放疗还需要做术后放疗吗?如何选择术前放疗或
  术后放疗 ……………………………………… 36
胃癌术前放疗的作用是什么?
  什么情况下要做术前放疗 …………………… 37
胃癌术前放疗疗程多长?可否缩短放疗时间……… 37
胃癌术前放疗后多久手术治疗?
  等待期间要做什么治疗 ……………………… 38
胃癌术后放疗的作用是什么?
  什么情况下要做术后放疗 …………………… 39

胃癌手术之后多久开始术后放疗？
  术后放疗疗程多长 …………………………… 39
胃癌术前放疗和术后放疗有什么区别，做了术前
  放疗还需要做术后放疗吗？如何选择术前放疗或
  术后放疗 ………………………………………… 40
肝癌要放疗吗？放疗和介入治疗一样吗 ………… 41
肝癌放疗疗程有多长？放疗期间可同步应用靶向及
  免疫治疗吗 ……………………………………… 42
肝癌放疗和介入治疗的不良反应有哪些？效果如何
  评估 ……………………………………………… 43
胆管癌治疗要放疗吗 ……………………………… 44
胆管癌放疗疗程多久？放疗期间可同步应用其他
  抗肿瘤治疗吗 …………………………………… 45
胰腺癌治疗需要放疗吗 …………………………… 46
胰腺癌放疗疗程多久？放疗期间可同步应用其他
  抗肿瘤治疗吗 …………………………………… 46
肛管癌也要做放疗吗 ……………………………… 47

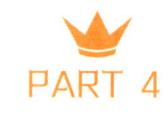

PART 4
有的放矢——放疗中的注意事项

直肠癌每次放疗前，要做些什么来保证治疗的

精准性 ·· 50
直肠癌放疗期间，要口服化疗药物或其他
　药物吗 ··· 51
直肠癌放疗期间，食欲缺乏该怎么办？
　该如何合理饮食？需要"忌口"吗 ············· 51
消化系统肿瘤放疗期间，出现恶心、呕吐、腹胀、
　排气增多怎么办 ···································· 52
直肠癌放疗期间，出现大便次数增多、肛门疼痛及
　坠胀怎么办 ··· 53
胃癌放疗期间，要口服化疗药物或其他药物吗 ······· 54
肝癌、胆管癌及胰腺癌放疗期间，要口服化疗药物
　或其他药物吗 ······································ 54
放疗过程中，我可以正常呼吸吗 ····················· 54
每次放疗后，可以立刻进食吗 ························ 55
放疗期间，可以口服止疼药吗 ························ 55
放疗期间，要多长时间回访一次医生 ··············· 56
放疗期间，要定期验血吗 ····························· 56
放疗期间，可以用升白药物（或升红药物，
　或升血小板药物）吗 ······························ 57
放疗期间，需要调整放疗计划吗 ····················· 58
放疗期间，可以中断几天吗 ·························· 58
放疗疗效很好，可以减少治疗次数吗 ··············· 59
骨转移灶导致的疼痛要放疗多少次可减轻 ·········· 60

放疗做了 15 次，如何监测评估治疗效果……………… 60
治疗期间身上画的标记线看不清了，
　自己在家画一下可以吗 …………………………… 60
肝癌放疗期间吃什么更好 …………………………… 61
消化系统肿瘤患者放疗期间会掉头发吗 …………… 62
放疗期间，变黑的皮肤会恢复吗 …………………… 62
直肠癌放疗期间需要憋尿吗 ………………………… 63
直肠癌放疗期间出现腹泻，还能继续做放疗吗 …… 64
乙型肝炎引起的肝癌，放疗期间需要继续口服
　抗病毒药物治疗吗 ………………………………… 64
为什么感觉每天的治疗时长不一样 ………………… 65
治疗期间，治疗床太硬，铺一个软垫可以吗 ……… 65
直肠癌放疗期间，为什么出现尿频、尿急、
　尿痛的感觉呢 ……………………………………… 66
胃癌放疗期间，食欲缺乏该怎么办？该如何
　合理饮食？需要"忌口"吗 ……………………… 66
肝癌、胆管癌及胰腺癌患者每次放疗前，
　要怎么做来保证治疗的精准性 …………………… 67
放疗期间，白细胞（或红细胞，或血小板）
　低了怎么办 ………………………………………… 67
放疗对其他部位有影响吗 …………………………… 67

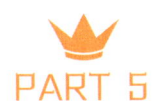

PART 5
不容懈怠——放疗后随访

直肠癌放疗后多久复查？复查内容包括什么 ········· 70
直肠癌放疗后肿瘤还会复发吗 ················· 71
直肠癌放疗后会带来哪些后遗症 ················ 71
直肠癌放疗后会得放射性直肠炎吗？
 得了放射性直肠炎该怎么办 ················ 72
直肠癌放疗后还需要化疗或者其他治疗吗 ·········· 73
低位直肠癌放化疗后等待和观察需要多久 ·········· 74
低位直肠癌放化疗后等待和观察的检查手段 ········ 74
低位直肠癌放化疗后等待和观察，
 如果发现复发怎么办 ····················· 75
低位直肠癌放化疗后在等待和观察期复发
 概率大吗 ···························· 76
直肠癌放化疗后总腹泻怎么办 ·················· 76
直肠癌放疗后，肛门坠胀感怎么解决 ············· 77
直肠癌放疗后，大便不成形、变细，如何处理 ······ 77
直肠癌新辅助放化疗，做了造口手术，
 术后什么时候还纳？需要注意什么 ··········· 79
胃癌放疗后多久复查？复查内容包括什么 ·········· 79
胃癌放疗后会产生哪些后遗症 ·················· 80

胃癌放疗后还要化疗或者其他治疗吗……………… 81
肝癌、胆管癌及胰腺癌放疗后多久复查?
　复查内容包括什么…………………………… 82
肝癌、胆管癌及胰腺癌放疗后还会复发吗………… 84
肝癌、胆管癌及胰腺癌放疗后会带来哪些后遗症…… 84
胰腺癌放疗后腹胀怎么办………………………… 85
肝癌、胆管癌及胰腺癌放疗后出现胃十二指肠
　溃疡怎么办…………………………………… 86
消化道肿瘤放疗后消化功能欠佳,
　该如何促进恢复……………………………… 87
消化系统肿瘤放疗后要进行康复锻炼吗………… 88

后记……………………………………………… 91

PART 1

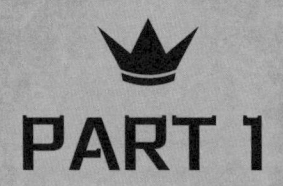

真知灼见 放疗总论

放射治疗在恶性肿瘤治疗中具有非常重要的地位,在能够治愈的恶性肿瘤中,有约70%的肿瘤患者需要放疗。很多人不了解现代放疗,对放疗有认识误区。本篇将主要针对放疗的常见疑惑和相关热点问题进行介绍,以便帮助您更全面的了解肿瘤放射治疗。

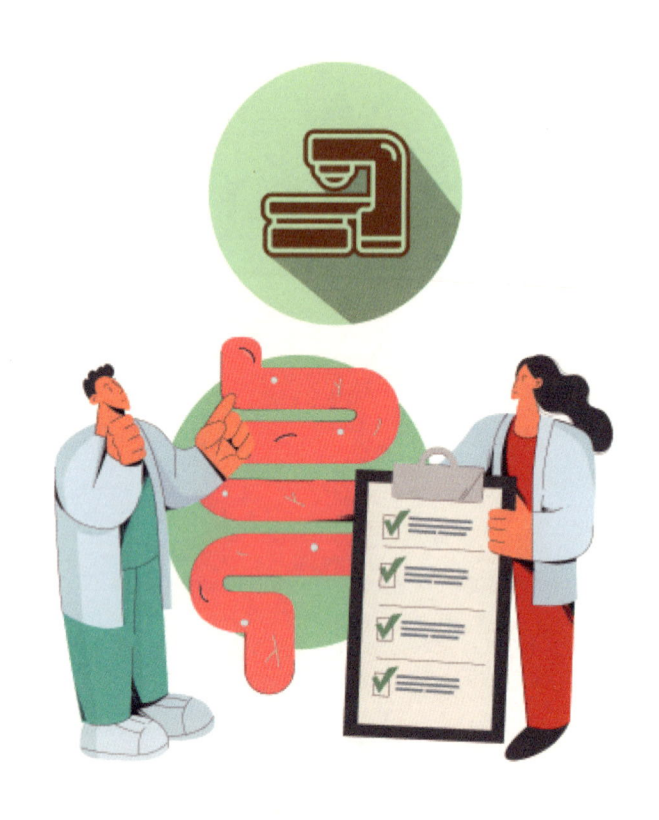

放疗怎么杀灭肿瘤细胞？能彻底杀死肿瘤细胞吗？什么情况适合放疗

放疗可通过电离辐射杀死肿瘤细胞或减慢其生长，但是放疗不会一次性把肿瘤细胞全部杀死，一部分肿瘤细胞通过DNA损伤修复还可存活,所以需要几次甚至几十次照射才会将更多的肿瘤细胞杀死。

放疗的适应证非常广泛,几乎所有的恶性肿瘤和部分良性肿瘤均可接受放疗。恶性肿瘤主要有直肠癌、胃癌、肝癌、胰腺癌、前列腺癌、鼻咽癌等。良性疾病包括色素沉着绒毛结节性滑膜炎、听神经瘤、瘢痕疙瘩等。临床上应根据肿瘤的规范化治疗原则及病人的具体情况来选择放疗方案。

放疗有能量,精准治疗强

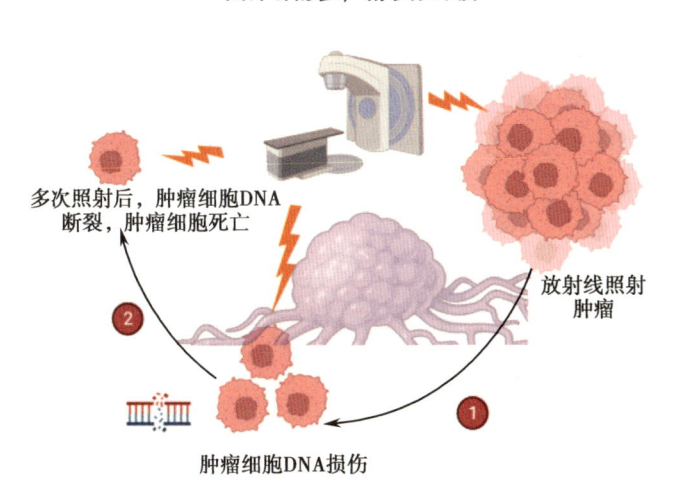

多次照射后,肿瘤细胞DNA断裂,肿瘤细胞死亡

放射线照射肿瘤

肿瘤细胞DNA损伤

放疗能根治肿瘤吗？放疗可以替代手术治疗吗？放疗可以替代化疗吗

对放射高度敏感和中度敏感的肿瘤，放疗可以达到根治效果。包括早期肝癌、肛管鳞癌、前列腺癌、鼻咽癌、早期肺癌、食管癌及宫颈癌等。放疗通常需要与其他全身治疗手段联合应用，才可达到根治性治疗的目的。

放疗通常不能完全替代手术治疗。但是对于对放射线高度敏感和中度敏感的肿瘤，根治性放疗比手术具有明显的优势。①当肿瘤生长部位的解剖结构复杂、手术难以切除干净时，放疗能够全面杀伤肿瘤，同时保留肿瘤周围正常器官功能，如鼻咽癌。②根治性放疗具有保留器官的巨大优势，如低位直肠癌和肛管鳞癌。③对于体质欠佳、具有手术禁忌证以及惧怕手术的患者，根治性放疗可以在相对安全的情况下达到根治性治疗的目的，如早期肝癌等。

放疗不能完全替代化疗。放疗和化疗各有其特点。放疗是利用高能量射线进行照射，直接作用于肿瘤部位杀死肿瘤细胞，属于局部治疗。化疗是利用抗肿瘤药物进入体内后分布到身体各处，抑制肿瘤生长和扩散，属于全身治疗。

治疗选择看病情，放疗优势保功能

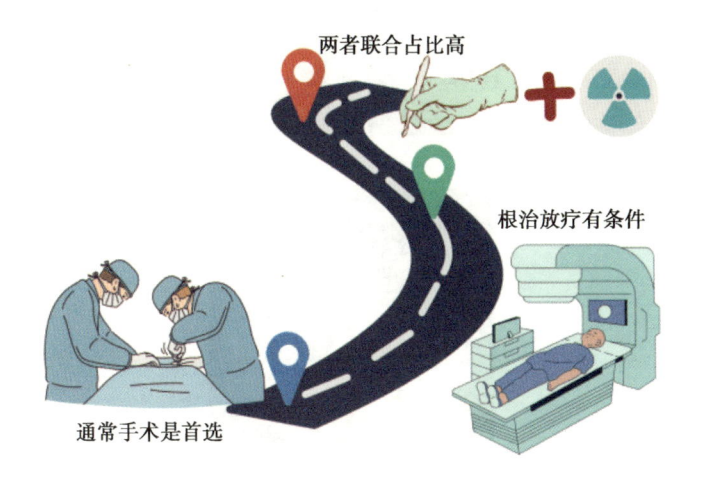

两者联合占比高

根治放疗有条件

通常手术是首选

放疗会带来损伤吗

放疗的治疗效果确切，但也会产生不良反应，如乏力、骨髓抑制、心律失常、放射性气管炎、放射性肺炎、放射性肝炎、消化系统不适、泌尿系统损伤、黏膜损伤、皮肤损伤、脑损伤等。随着放疗技术发展，先进的放疗技术可明显减轻放疗的不良反应。

放疗损伤不可怕，先进放疗减少它

质子放疗

立体定向放疗

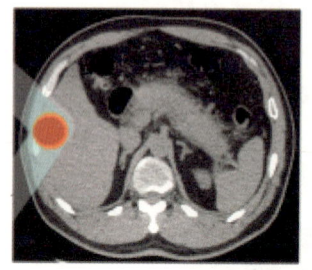

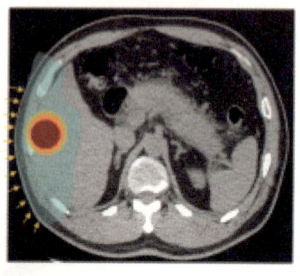

适形调强放疗

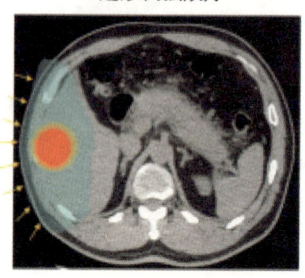

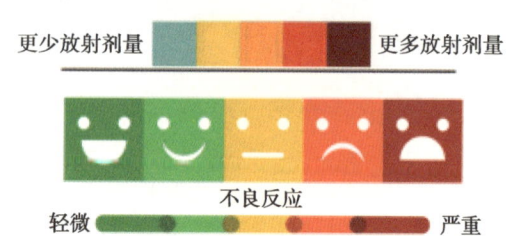

更少放射剂量　　　　　　　　更多放射剂量

不良反应

轻微　　　　　　　　　　严重

TOMO刀、射波刀、伽马刀都是怎么回事

TOMO刀、射波刀、伽马刀的照射原理基本相同，但是在精度、范围等方面有一些不同。TOMO刀通过360°旋转进行精准放疗，适合不规则形状肿瘤。射波刀具备影像跟踪系统，实现实时监控，精准打击肿瘤。伽马刀可聚焦射线于病灶，一次性高剂量摧毁病灶，实体肿瘤在3cm以内的治疗效果比较理想。

什么是立体定向放疗

立体定向放疗能够识别肿瘤的位置、形状和大小，准确靶向癌细胞，并减少放疗对周围组织和细胞所造成的损伤。较传统放疗技术能在更短的时间内使用更高剂量的照射，通常适用于肿瘤部位的体积小、轮廓明显且不宜手术切除的部位，如肺、肝、淋巴结、脊柱、颈部或其他软组织。

立体定向放疗好，犹如外科手术刀

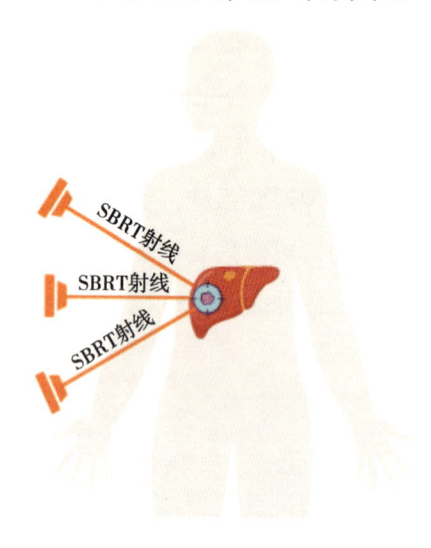

什么是大分割放疗？什么是常规分割放疗

常规分割放疗可达到最佳的治疗效果且更好地保护正常器官，适用于绝大部分肿瘤，大分割放疗是其最常见的分割方式。与常规分割放疗相比，大分割放疗提高了单次剂量，减少照射次数，疗程更短，可尽快结束治疗。

质子治疗是什么？重离子放疗是什么？如何选

质子治疗是一种使用质子束精准治疗肿瘤的放疗技术。其能量很高，可更好地控制肿瘤。质子治疗对正常组织的伤害较低，显著降低不良反应。特别适用于头颈部肿瘤、颅脑肿瘤、乳腺癌、胰腺癌、肝癌、儿童肿瘤等。

重离子放疗是由加速器将极高速度的粒子直接"轰"入人体，直到病灶处才释放大部分能量，进行集中"爆破"，治疗过程中几乎不损失能量，且对正常组织的损伤很小。

质子治疗和重离子放疗选择哪个更好？需要由医生根据多种因素进行综合评估。

辐射类型分轻重，常规放疗较普及

辐射类型

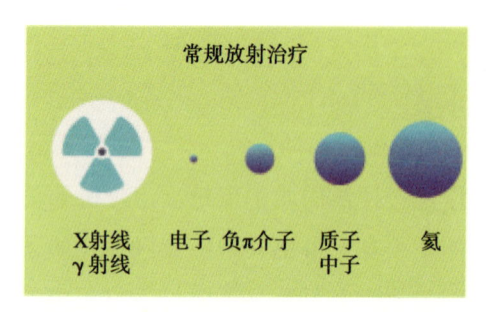

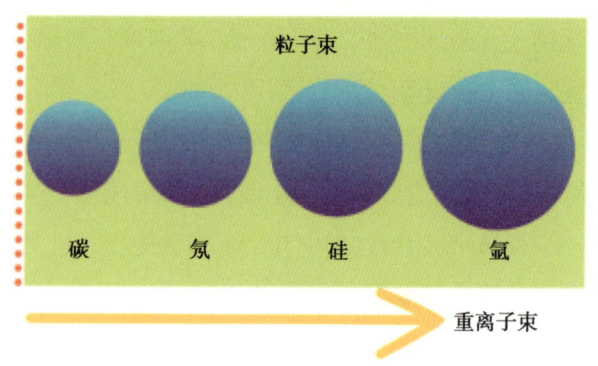

常规放射治疗

X射线 γ射线　电子　负π介子　质子 中子　氦

粒子束

碳　氖　硅　氩

→ 重离子束

放疗后，病人身体会有辐射影响他人吗？放疗后可以立刻接触孩子吗

接受放疗后，病人身体通常不会带有辐射，可正常与他人接触。因为放疗结束后射线不会在患者

体内残存，不会对周围的人造成伤害，因此放疗后可以立即接触孩子。

放疗会疼吗

放疗引起黏膜炎，疼痛治疗要提前

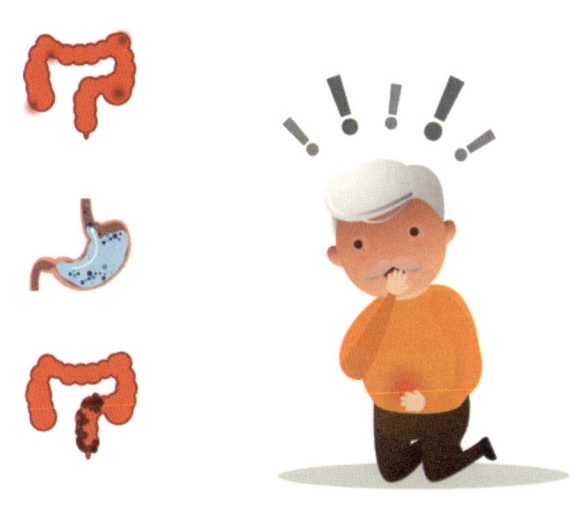

放疗本身并不会引起疼痛。如果放疗部位是肠道、肛管、胃、胰腺等敏感部位，可能导致肠道黏膜损伤甚至溃疡从而引起疼痛，这种疼痛是由于局部损伤所致，而非放疗本身引起。当患者出现疼痛不适时，可与主管医师联系，采取措施减轻疼痛。

每次放疗需要多长时间？放疗次数越多，就意味着病情越严重吗

放疗时间取决于肿瘤的位置、大小、形状和照射剂量，以及使用的放疗设备和技术。通常肿瘤位置越深、体积越大、形状越复杂、照射剂量越大、技术越先进，放疗时间就越长。常规加速器照射，每次放疗时间在几分钟或十几分钟之间。特殊加速器照射如射波刀或MRI引导的加速器，需要图像引导放疗，使得照射更加精确，则需要更长的照射时间。

不是放疗次数越多就代表病情越严重。放疗次数主要由肿瘤特点、放疗技术和患者的身体状况决定。若患者身体状况较差，无法承受多次放疗或者病灶邻近容易受伤的器官，则可减少放疗次数；若病灶较大，则可以适当增加放疗次数。

患有高血压、心脏病、糖尿病，可以放疗吗？放疗会影响血压和血糖吗？放疗期间血压或血糖升高，该如何处理

患有高血压、心脏病、糖尿病者是可以放疗的。放疗前及放疗期间要将慢性病控制在一个良好的状态。高血压、糖尿病患者在放疗前需要进行评估和监测，必要时调整用药方案；心脏病患者需评估心血管情况制订合适的放疗方案；糖尿病患者，需要在治疗前认真控制血糖并在放疗期间密切监测。

放疗本身一般不会直接导致血压升高，但患者在治疗期间若过度焦虑或紧张，可能导致血压出现暂时升高。同时，某些药物和治疗反应也可能对血压产生一定影响；放疗也不会升高血糖，但是高血糖患者须注意控制糖分摄入。必要时于心内科和内分泌科就诊。

放疗期间需要配合化疗吗

化疗是一种常用的癌症治疗方法，使用药物来杀死或抑制肿瘤细胞的生长。在某些情况下，放疗和化疗可能会同时进行，这被称为放、化疗联合治疗。这种联合治疗的目的可能是增强治疗效果，减小肿瘤体积，提高手术切除的可能性，或者延长患者的生存期。

对于某些消化道肿瘤，如胃癌、结直肠癌等，放化疗联合治疗已经被广泛应用，并在临床上取得了良好的效果。

放疗期间需要配合靶向治疗吗

靶向治疗是针对肿瘤特定的分子靶点或信号通路进行干预的治疗方法。它可以在特定类型的肿瘤中产生显著的治疗效果，但其适应证和有效性取决于肿瘤的分子特征、病理类型等因素。在某些情况下，如对于具有EGFR过表达的结直肠癌患者靶向治疗可以与放疗相辅相成，产生更好的治疗效果。

放疗期间需要配合免疫治疗吗

在消化系统肿瘤放疗期间是否要配合免疫治疗,这要根据患者的具体情况和医生的建议来决定。目前,免疫治疗在一些消化系统肿瘤的治疗中已经显示出一定的潜力,特别是对于晚期胃癌和结直肠癌等癌症。

免疫治疗的原理是通过激活患者自身的免疫系统来攻击肿瘤细胞。在一些临床试验中,免疫治疗与放疗、化疗等传统治疗方法结合使用,已经取得了一些积极的结果。然而,放疗是否需要配合免疫治疗取决于多种因素,包括患者的肿瘤类型、病情严重程度、健康状况以及免疫治疗预测标志物等。在制订治疗方案时,医生会综合考虑这些因素,并根据最新的临床研究和指南来确定患者个体化治疗方案。

放疗期间需要配合中药治疗吗

一些中药可能具有一定的抗肿瘤活性、调节免疫功能或减轻放疗不良反应的作用,但其功效和安全性需要经过科学研究和临床实践的验证。因此，如果患者考虑配合中药治疗，建议在专业医生的指导下进行，并与主治医生充分沟通，确保中药治疗与放疗方案相协调，并且不会与其他治疗相互影响或产生不良反应。

专家有话说

在消化系统肿瘤治疗中，放疗是重要的治疗手段之一，早期肝癌、肛管鳞癌等可以通过根治性放疗达到较好的肿瘤控制。随着时代的发展，技术的进步，现代肿瘤放疗已经实现了形状、剂量和生物三方面的精准治疗，可以在最大限度杀灭肿瘤的同时，减轻患者的不良反应，从而保证治疗的顺利完成。

PART 2

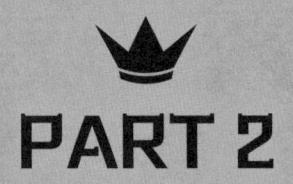

了如指掌
消化系统肿瘤认知

消化系统是人体将食物进行消化、吸收营养，并完成残渣排泄的系统。消化系统的肿瘤，有良性和恶性之分，对人体健康产生较大危害的是恶性肿瘤，会导致消化系统功能失调，甚至远处转移扩散并危及生命。放疗在消化系统肿瘤的治疗中起到什么样的作用？具体怎么做？本篇一一作答。

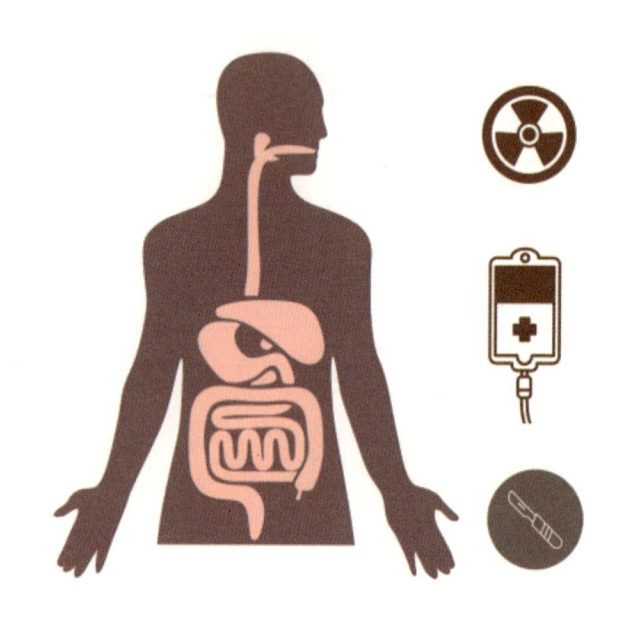

为什么已经做了诊断性的 CT 和磁共振检查,还要在放疗前进行定位 CT 和定位磁共振呢

在放疗治疗之前进行定位 CT 和定位磁共振是

为了确保放疗的精准性和有效性。尽管诊断性的CT和磁共振检查可以提供关于肿瘤位置和大小的信息，但在放疗治疗期间，肿瘤位置可能会因为身体的移动或组织的变化而发生微小的变化。因此，定位CT和定位磁共振能够在每次放疗治疗前重新确定肿瘤的精确位置，以确保放疗能够准确地瞄准肿瘤，最大程度地杀死癌细胞，同时减少对周围正常组织的损伤。

消化系统肿瘤放疗具体怎么做

放疗是一个复杂的治疗过程，需要由专业的医疗团队来进行设计和执行，以确保治疗的精确性和有效性。消化系统肿瘤放疗要经过以下步骤：评估和诊断→制订治疗方案→定位和标记→靶区勾画→治疗计划设计→计划验证→放疗实施→治疗监测和调整→治疗结束后随访。

放疗是项技术活，流程缜密疗效好

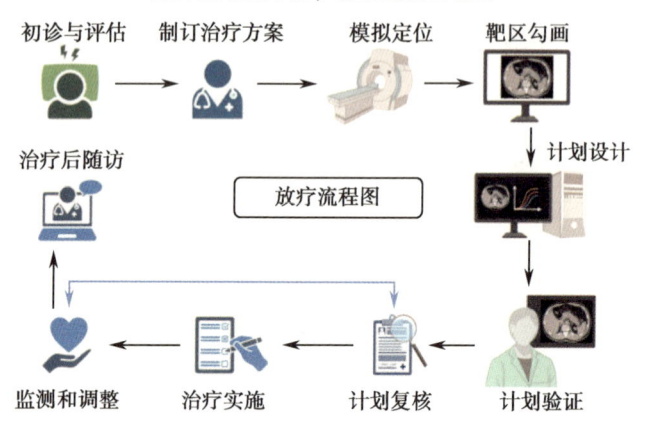

放疗流程图：初诊与评估 → 制订治疗方案 → 模拟定位 → 靶区勾画 → 计划设计 → 计划验证 → 计划复核 → 治疗实施 → 监测和调整 → 治疗后随访

消化系统肿瘤放疗定位要注意什么

消化系统肿瘤放疗定位要注意四个方面。①消化道运动：消化道是一个动态器官，其位置和形态可能会随着食物摄入、肠道蠕动等生理过程而发生变化。因此，在进行放疗定位时尤其要针对肿瘤所在的位置考虑消化道的运动。②周围器官和结构：消化系统肿瘤通常位于周围重要器官和结构的附近，如胃、肠道、胰腺等。在进行放疗定位时，需要充分考虑周围器官、结构的位置和形态，以避免对其造成不必要的损伤。③呼吸运动：消化系统肿瘤所在的位置可能受到呼吸运动的影响，特别是肝、胰腺、胃的肿瘤在放疗定位时，要提前考虑患者的呼吸运动影响肿瘤位置的移动，甚至影响治疗的精确性。④患者舒适度：放疗过程通常需要患者保持一定的体位，持续一段时间。对于消化系统肿瘤患者来说，有时需要在饥饿状态下进行放疗定位，可能会造成不适。

消化系统肿瘤放疗定位要做什么准备

消化系统肿瘤放疗定位时，要做的准备包括医学评估和诊断、空腹准备、摆位准备、患者教育和心理支持。进行放疗定位需要患者和医疗工作人员的共同合作，以确保放疗过程的顺利进行和治疗的准确性。

定位准备要仔细，积极乐观为治疗

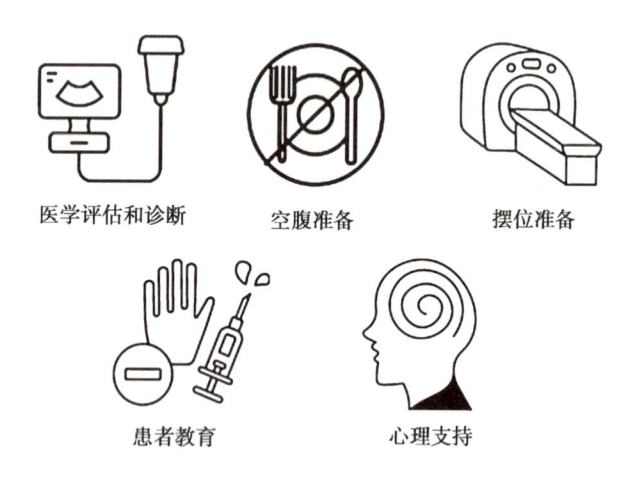

医学评估和诊断　　空腹准备　　摆位准备

患者教育　　心理支持

定位前，患者可以吃饭吗

在消化系统肿瘤的放疗定位前，通常是要保持空腹状态的。这是为了避免消化道内的食物和气体对成像和治疗的影响，确保放疗定位的准确性和有效性。同时每次放疗时的空腹状态，也能最大程度保证靶区的重复性，从而实现肿瘤的精准放疗。

为何定位后要等候一段时间才会开始放疗

在放射治疗过程中,定位后还有一些准备工作要完成。首先医生要根据定位成像勾画靶区、制订治疗方案。然后,放疗物理师进行计划设计。此外,还要进行放疗计划验证。最后,病人就能到加速器机房躺在治疗床上接受放疗了。放疗过程中,还会根据肿瘤的变化或身体的变化及时调整放疗计划。

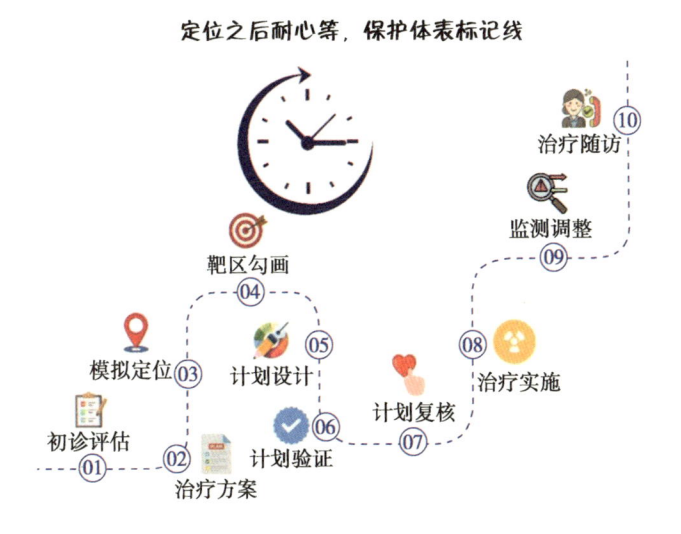

定位之后耐心等,保护体表标记线

01 初诊评估
02 治疗方案
03 模拟定位
04 靶区勾画
05 计划设计
06 计划验证
07 计划复核
08 治疗实施
09 监测调整
10 治疗随访

放疗定位结束后,患者还要做些什么

放疗定位结束后,患者应该遵循医生的建议,回去休息和调整良好的作息。保持均衡营养的饮食

相关标记切勿动,模糊不清找医生

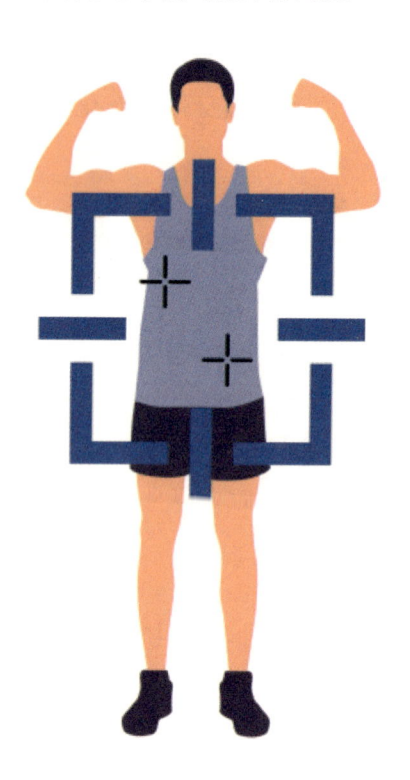

和充足的水分摄入。注意放疗区域的皮肤护理，注意不要洗澡，以免体表定位线褪色，导致定位前功尽弃，因为重新再定位耽误整体治疗时间。

消化系统肿瘤已经转移了，还要放疗吗

放射治疗是消化系统肿瘤重要的治疗手段之一，对于已发生转移的患者来说，放疗在治疗中仍能扮演重要角色，尽管治疗的目的可能与早期肿瘤的治疗不同。放疗具有姑息止痛作用，对于直肠癌寡转移患者，肝脏放疗可以达到很好的局部治疗作用。是否采用放疗以及如何采用，取决于多种因素，包括转移的部位、患者的整体健康状况和生活质量考虑。

消化系统肿瘤患者接受放疗会影响肝、肾功能吗

放疗对正常组织器官如肝、肾脏器的功能是否产生影响，通常取决于放射治疗的范围和剂量。如

肾脏位于腹部较后的位置，当放疗目标区域靠近或涉及肾时，就可能存在一定风险，但是需要知道，放疗医生在制订治疗方案时，已经将人体器官对于射线的耐受性考虑在内，在进行食管癌、胃癌、直肠癌、肝癌、胰腺癌等消化道肿瘤的放疗时，未受到肿瘤侵犯的正常肝、肾等组织器官会被指定为"保护区"进行剂量的限制，从而达到在治疗肿瘤的同时又能使人体脏器维持基本正常的运转。在放疗过程中，医生还会定期检测评估患者各脏器功能，以及时发现并处理可能的放疗不良反应。患者积极配合治疗和观察，有异常症状及时反馈主管医生，保证治疗顺利完成。

得了直肠癌，就要切掉肛门、大便改道吗

直肠癌的治疗方案取决于肿瘤位置、大小、分期以及患者的整体状况。在一些情况下要进行直肠切除手术，可能涉及肛门的切除和大便改道，但这并不是所有直肠癌病例的必然选择。对于早期的肿瘤可能通过微创治疗；肿瘤位置较高具备保留肛门

条件也能够保留肛门；一些局部晚期低位直肠癌患者通过放化疗，达到临床完全缓解，可以给予等待和观察，从而达到保肛目的。患者可与主诊医师或医疗团队咨询及讨论，结合自己的意愿和治疗目的决定治疗方案。

直肠癌患者如何能够在保留肛门的前提下接受治疗

对于直肠癌患者而言，保留肛门并维持其功能是一个重要考虑因素。在某些情况下，可以在保肛的前提下接受治疗，其中分期、肿瘤的位置和大小、肿瘤离肛门的距离是能否保肛的关键因素。一般来说，肿瘤离肛门越远，保肛的可能性越大。早期直肠癌（如局限于直肠壁内的肿瘤）更有可能进行保肛手术。即使对于一些初始评估可能无法保肛的病例，通过手术前的化疗和放疗达到缩小肿瘤的目的，从而可能从无法保肛转变为可以保肛。甚至有部分肿瘤患者经过手术前的放化疗，肿瘤达到完全消失，仅须密切随访观察而无须手术。此外，随着免疫治疗的进展，有一小部分特殊的直肠癌患者，可能仅通过免疫治疗便能够有效控制肿瘤达到保肛需求。总之,保留肛门治疗直肠癌要根据肿瘤的具体情况制订个性化的治疗计划。患者应与医疗团队充分沟通,探讨所有可能的治疗方案,确保选择最适合自己的治疗方法。

保肛前提要知道,位置大小和分期

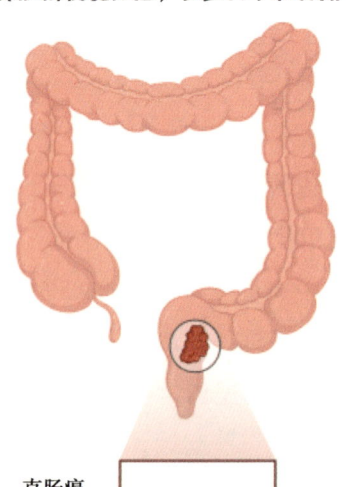

直肠癌

保肛影响因素
· 肿瘤位置
· 肿瘤大小
· 肿瘤分期
· 患者状况

直肠癌放疗会影响性功能吗

直肠癌的放射治疗对性功能影响的程度和性质取决于多种因素,包括放疗的剂量、区域以及个人的反应差异。直肠癌放疗对于男性而言可能有勃起功能障碍,而女性则出现阴道干涩、性交疼痛或性欲下降。当然,性功能异常也不仅仅是治疗本身的原因,肿瘤患者自身的心理压力也可能对性功能有影响。如果患者在接受放疗期间或之后遇到性功能问题,可以与医疗团队沟通讨论潜在的性功能影响、预防和治疗方法。也可咨询性健康专家,通过心理咨询或与伴侣的沟通以应对癌症治疗对性生活的影响。

专家有话说

在消化系统恶性肿瘤的治疗中,放疗可以发挥根治肿瘤、局部控制、降低分期、降低复发风险及减轻症状等治疗作用,尤其在直肠癌保肛治疗、提高患者生活质量中发挥了重要的作用。

PART 3

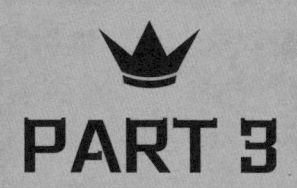

知己知彼
放疗前准备

　　放疗是消化道肿瘤治疗中的关键，尤其对直肠癌、肝癌、肛管癌来说是非常重要的抗肿瘤治疗手段。要优化疗效，降低不良反应和治疗成本，确保治疗最佳化。放疗前需要做哪些知识储备、身体准备、心理准备，本篇依次展开，希望对您能有

直肠癌术前放疗的作用是什么？什么情况下要做术前放疗

术前放疗对直肠癌治疗至关重要，能够抑制肿瘤生长、减少术中肿瘤播散、转移风险，提高手术成功率；术前放疗有助于缩小肿瘤、降低疾病分期，使一些原本不适合手术的患者有机会接受根治性手术，并可能提高手术成功率；特别是对低位直肠癌患者，术前放疗有助于提高保肛率，改善生活质量。通常，局部晚期（临床分期Ⅱ～Ⅲ期）直肠癌患者会接受术前放疗或同步放、化疗。术前放疗是提高局部晚期直肠癌患者手术成功率和生活质量的关键治疗策略。

直肠癌术前放疗疗程多久？可否缩短放疗时间

直肠癌术前放疗通常需时5～6周，每周5次，共25～28次，总剂量为45～50.4Gy，但根据患者情况不同可能有所调整。现有短程放疗方案，单次剂

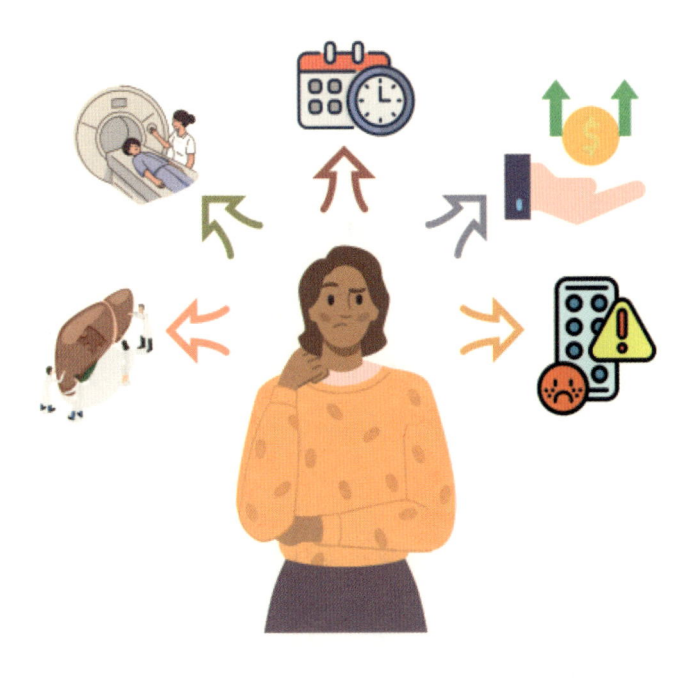

量 5Gy，1 周内完成 5 次，总剂量 25Gy，适用于中低位直肠癌且有淋巴结转移的患者，部分患者可能须行放疗前腹壁造瘘术以避免短程放疗发生直肠水肿导致排便困难的情况，短程放疗要求更高的摆位精度。

直肠癌术前放疗后多久可手术治疗？等待期间要做哪些治疗

治疗时间需等待，期间治疗遵期医嘱

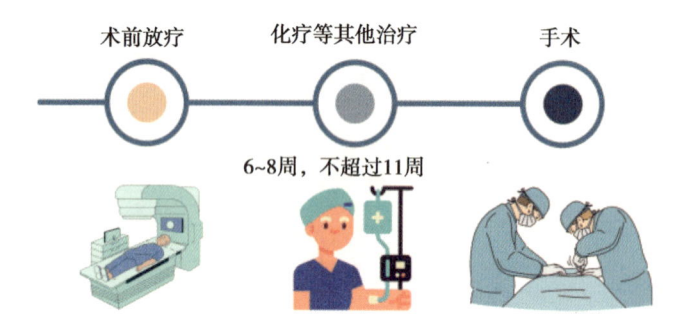

术前放疗 —— 化疗等其他治疗 —— 手术

6~8周，不超过11周

术前放疗后，直肠癌手术通常安排在放疗后6~8周或以后，一般不超过11周。等待手术期间，患者一般仍须要继续化疗药物治疗，同时予以营养支持、症状管理、心理支持等。术前一般不用抗血管生成药物，以免发生术中出血，若已经使用，最好与手术时间间隔1个月以上。

直肠癌术后放疗的作用是什么？什么情况下要做术后放疗

直肠癌术后放疗的目的是消灭残留癌细胞，减少复发，提高局部控制率，与化疗联合可提升长期生存率。适宜术后放疗的情况一般包括病理结果提示有肿瘤残留或切缘阳性（即手术切除边缘有癌细胞存在）、肿瘤侵犯深层肌层（T_3级或更高）、发现淋巴结转移（N+）。直肠癌术后放疗常与化疗联合使用以增强治疗效果。

直肠癌手术之后多久开始术后放疗？术后放疗的疗程多长

术后放疗通常在手术后4周开始，若有化疗则在2周期后进行。最佳时间是手术后4~8周，超过8周效果减弱。疗程因患者情况差异，一般为5~6周，每周5次，具体安排由医生评估决定。术后放疗疗程与术前放疗相同，开始时间视切口愈合和个体差异而定，无短程治疗方案。

直肠癌术前放疗和术后放疗有什么区别,做了术前放疗还需要做术后放疗吗?如何选择术前放疗或术后放疗

直肠癌术前放疗和术后放疗是两种不同的治疗策略。术前放疗的目的是缩小肿瘤的体积,从而提高手术切除的成功率,减少术中肿瘤种植及淋巴结转移的可能,增加患者的保肛率;术后放疗的目的则是消灭术后残留的癌细胞,减少复发的风险,并

术前缩瘤放疗利于提高手术成功率

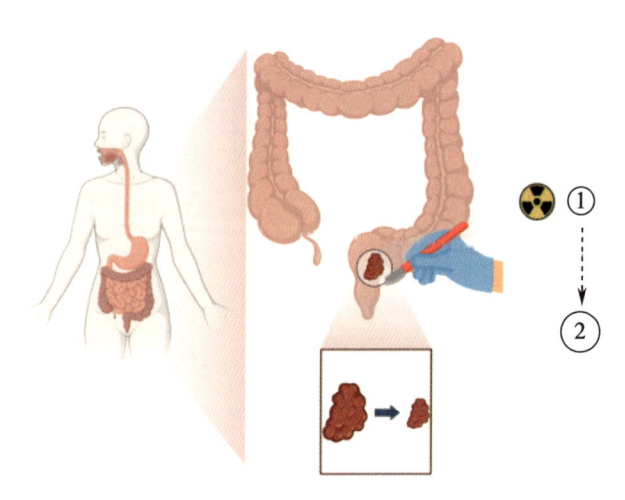

提高治疗效果和远期生存率。二者均可结合化疗提高效果。对于Ⅱ～Ⅲ期直肠癌患者而言，术前放疗在保肛率及总体疗效方面更有优势。医生将根据患者的具体情况做出相应的个体化治疗建议。做了术前放疗的患者不会再进行术后放疗。

胃癌术前放疗的作用是什么？什么情况下要做术前放疗

胃癌术前放疗有助于缩小肿瘤、提升手术成功率、降低复发风险及加强局部控制。适用于局部晚期或进展期、食管胃结合部Ⅲ期、有淋巴结转移的胃癌患者。该治疗可使部分原本不可手术者有望接受手术，通常与化疗药物同步进行治疗。

胃癌术前放疗疗程多长？可否缩短放疗时间

胃癌术前放疗通常需5～6周，每周一至周五放疗，每天做1次，共20～25次，总剂量达到40～45Gy。剂量因个体差异而异。因胃所处的解剖位置特殊,目前无法通过增加单次剂量来缩短放疗时间。放疗后行多学科会诊讨论决定手术或继续加量放疗,对无法手术者可考虑后者。

胃癌术前放疗后多久手术治疗?等待期间要做什么治疗

手术通常安排在放疗结束后 4~8 周进行,因为 4 周内肿瘤缩小不明显且组织水肿未消影响愈合。具体时间须根据患者放疗类型、剂量和健康状况等情况确定,并在此期间进行影像学和血液学检查评估。等待期间,患者可能要化疗控制肿瘤、专业指导下的营养支持以及症状管理,以保持身体状况和提高生活质量。

少于4周易水肿,长于8周纤维化

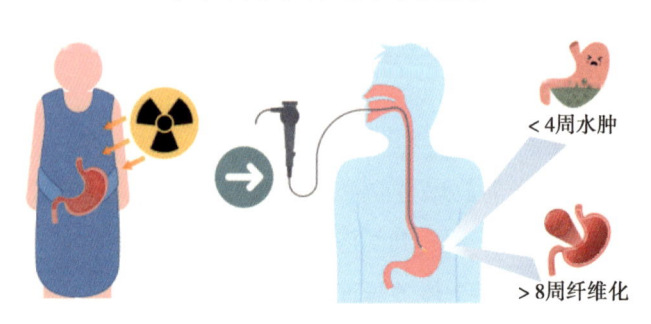

<4周水肿

>8周纤维化

胃癌术后放疗的作用是什么？什么情况下要做术后放疗

胃癌手术后放疗是关键的辅助治疗，利用高能射线消灭残留癌细胞，防止肿瘤复发和转移，提升手术效果。此治疗有助于减少复发风险，也用于晚期胃癌的姑息治疗，以缓解症状和提高生活质量。根据相关指南和临床实践，胃癌术后患者若有以下情况须行术后放疗：①术后病理提示局部分期较晚或区域淋巴结转移较多的患者；②术中由于解剖条件限制而无法完全切除的肿瘤；③术后病理提示为$T_{3\sim4}$（肿瘤侵及至浆膜下结缔组织，或肿瘤穿透浆膜层，或肿瘤侵及邻近器官和结构）或有淋巴结转移（N+）的胃癌患者。

胃癌手术之后多久开始术后放疗？术后放疗疗程多长

胃癌术后放疗通常在第4~8周开始，具体时机取决于患者恢复状况和医生建议，疗程4~6周，每周5次，总剂量为45~50Gy。因个体差异，放疗计划应个性化定制。

胃癌术前放疗和术后放疗有什么区别，做了术前放疗还需要做术后放疗吗？如何选择术前放疗或术后放疗

胃癌术前放疗和术后放疗各有特点。术前放疗主要用于缩小肿瘤，提升手术成功率，适用于肿瘤较大的患者。术后放疗则旨在减少复发风险，保障手术疗效，延长生存期。两者疗程均为4～6周，每周5次，总剂量45～50Gy。已接受术前放疗的患者不必再做术后放疗，须根据病理情况和医生建议选

手术前的精准轰炸 vs 手术后的定点清扫

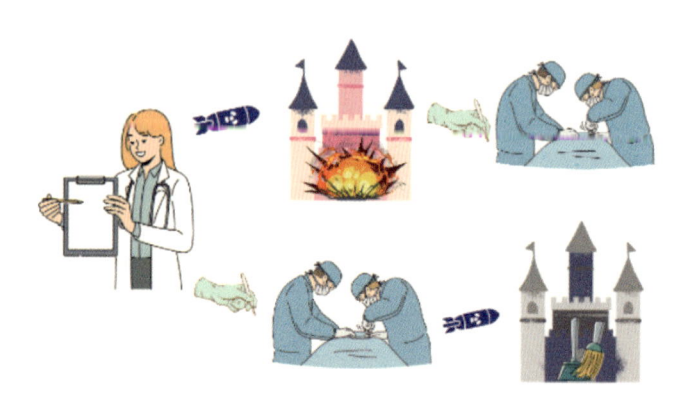

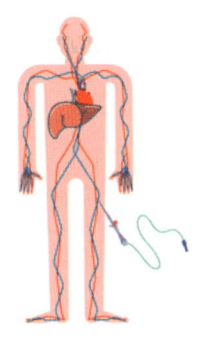

择。大、晚期肿瘤适合术前放疗，早期肿瘤则可术后决定是否放疗。

肝癌要放疗吗？放疗和介入治疗一样吗

在肝癌治疗中放疗不是首选，但技术进步使放疗成为肝癌的治疗手段之一。放疗适用于无法手术、介入治疗后有残留或复发、有血管癌栓或转移的肝癌患者。

放疗介入不一样，治疗选择放心上

放疗　　　　　　　　　介入治疗

射线照射　　　　　　　经股动脉插管

介入治疗通常指通过导管等介入手段将药物、化疗药物或治疗器械直接送至肿瘤区域进行治疗，如经皮肝穿刺射频消融（RFA）、经皮肝穿刺微波消融（MWA）、化学栓塞（TACE）等。这类治疗方式直接作用于肝内肿瘤，减少了对周围正常肝组织的损害，但效果要随访观察和评估。

放疗和介入治疗各有优势和局限性。在实际治疗中，医生会根据患者的具体情况如肿瘤大小、位置、肝功能状态、患者的整体状况等因素来决定选用哪种治疗方法，有时也会联合应用以提高治疗效果。

肝癌放疗疗程有多长？放疗期间可同步应用靶向及免疫治疗吗

肝癌放疗时长因患者状况而异，通常持续数周至1个月。分为根治性放疗、辅助性放疗和姑息性放疗；目标是治愈、增强其他疗法效果、减轻症状；疗程和剂量由医生根据肿瘤特征和患者健康制订。辅助性放疗可在其他治疗前后进行，一般4~6周，每周5次；姑息性放疗旨在减轻晚期肝癌患者症状，如出血或黄疸，非治愈性，一般2~3周完成

10～15次治疗。新型放疗技术如粒子束、立体定向和内源性治疗提高精确性和安全性，改善生存率和生活质量。

在肝癌放疗中同步使用靶向和免疫治疗可能提升疗效。靶向治疗针对特定信号通路。免疫治疗激活免疫系统，如PD-1和CTLA-4抑制药。但联合治疗增加不良反应风险，应由医生评估和监测。

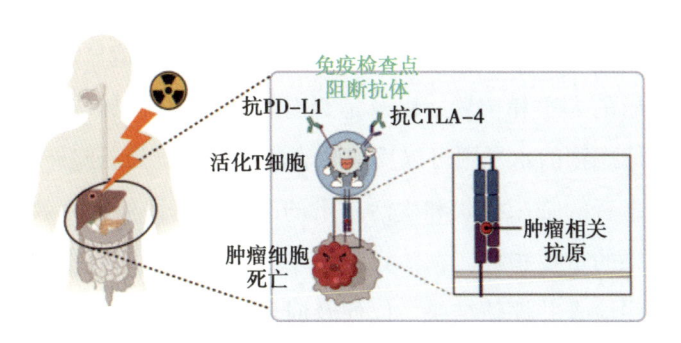

典型的肝癌免疫治疗原理

肝癌放疗和介入治疗的不良反应有哪些？效果如何评估

肝癌放疗和介入治疗都可能产生一些不良反应。放疗的常见不良反应包括疲劳、皮肤反应（如红肿、干燥、瘙痒或脱皮)、恶心和呕吐、食欲缺乏、体重下降、肝功能损伤等。介入治疗的不良反应可有出血、感染、肝功能损伤、胆道损伤等。这些不良反应的严重程度因人而异,可影响患者的生活质量。因此,患者在接受治疗前应与医生充分讨论,了解可能的不良反应,并在治疗过程中密切监测身体状况,及时处理任何问题。

肝癌放疗和介入治疗的效果通常通过影像学检查(如 CT、MRI 或 PET-CT)和血液标志物(如 AFP)的监测来评估。影像学检查可以直观地显示肿瘤的大小和位置,以及是否有新的病灶出现;血液标志物的水平则可以反映肿瘤的生物学行为。此外,患者的临床症状和生活质量的改善也是评估治疗效果的重要指标。在治疗过程中,医生会定期安排这些检查并评估结果,以便及时调整治疗方案,最大程度提高疗效,减少不良反应。

胆管癌治疗要放疗吗

胆管癌包括所有起源于胆管上皮的肿瘤,通常被分类为肝内或肝外胆管癌。肝外胆管癌较肝内胆管癌多见。胆管癌可以通过手术切除后进行放疗，或者在手术前先进行放化疗，以增加手术的成功率。如果胆管癌不能手术切除或已转移，可以采用姑息放疗，以消灭肿瘤细胞、缓解症状。放疗期间，患者需要注意保护敏感器官，避免不良反应。

胆管癌放疗疗程多久？放疗期间可同步应用其他抗肿瘤治疗吗

胆管癌的放疗疗程可能要几周到6周不等，具体取决于治疗方案和个体差异。放疗期间，可能会同步应用化疗药物或新的治疗方法（如靶向治疗和免疫治疗）。也可以将放疗和其他治疗方法比喻为协同作战的部队，共同对抗癌症。

肿瘤联合治疗与作战策略

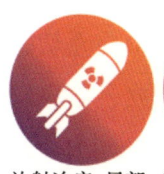

放射治疗-局部精准摧毁　化学治疗-无差别强烈攻击　靶向治疗-精准靶点识别　免疫治疗-调控免疫应答

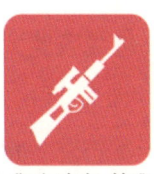

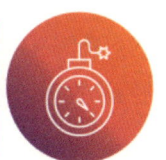

胰腺癌治疗需要放疗吗

放疗可以是胰腺癌治疗的主要手段，也可以是手术、化疗或其他治疗方法的辅助手段，目的是消灭肿瘤细胞，延长生存时间，改善生活质量。

胰腺癌放疗疗程多久？放疗期间可同步应用其他抗肿瘤治疗吗

胰腺癌的放疗可以分为术后放疗、新辅助放疗、根治性放疗和姑息性放疗四类，各有其特定的目标和方法。放疗的剂量和疗程根据患者的具体情况和治疗目标而定，一般需要持续几周到几个月。术后放疗通常用于术后病理提示有淋巴结转移、切缘阳性和局部有病灶残留的患者，通常与化疗同步进行，或先进行化疗再进行放疗。新辅助放疗适合肿瘤较大、肿瘤部分包绕腹腔大血管、手术难以完全切除肿瘤的患者，通常与化疗同步进行，放、化疗后4~8周进行手术治疗。根治性放疗适合肿瘤大、肿瘤完全包绕腹腔大血管、手术无法完全切除肿瘤的患者，通常与化疗同步进行。姑息性放疗可用于治

胰腺癌放疗分类与注意事项

放疗类型	患者类型/适应症	放疗剂量	放疗时长	同步应用治疗	注意事项
术后放疗	-淋巴结转移\ -切缘阳性（R1）-局部有病灶残留（R2）	45~46Gy/（23~25次,5周）局部加量5~9Gy	大约5周	首选卡培他滨口服或氟尿嘧啶,其次吉西他滨	-术前未行新辅助治疗,可先进行化疗-建议同步放化疗和序贯化疗
新辅助放疗	-可切除或部分局部晚期胰腺癌患者-高危因素如肿瘤较大、淋巴结肿大、体重减轻	45~54Gy/（25~30次,5~6周）或36Gy/(15次,3周)	5~6周	配合新辅助化疗	-推荐在新辅助放化疗后4~8周进行手术,但需注意纤维化可能增加手术难度\ -预防恶心、呕吐的药物应用
根治性放疗	-不能手术切除的局部进展期胰腺癌患者	45~54Gy/（25~30次,5~6周）或SBRT25~45Gy/(3~5次,1周)	5~6周或1周	配合全身化疗	-SBRT适用于部分患者,但不可用于肠道或胃的直接侵犯-SBRT的严重不良事件率<10%
姑息性放疗	-转移性胰腺癌患者-不能耐受化疗的患者	18~45Gy或>50Gy（疗效好且无严重损伤时）	2~3周或更长	缓解症状,改善生活质量	-用于减轻疼痛、出血或梗阻等问题

疗转移灶，减轻疼痛、梗阻及出血问题，缓解症状，改善生活质量。对于无法耐受化疗的患者，放疗也可以发挥控制肿瘤的治疗作用。

肛管癌也要做放疗吗

肛管癌是直肠癌的特殊类型，发病率较低，但近年随着文化多元化，肛管癌的发病率逐渐增高，与人乳头状病毒HPV感染等因素有关。因手术需要切除肛门改道腹壁造瘘，所以手术不是肛管癌的首选治疗。同步放、化疗是肛管癌的常用模式，在保留肛门提高患者生存质量方面具有明显优势。一般完成DT 50～60Gy剂量，治疗中间尽量不间断。

专家有话说

放疗在消化道肿瘤的根治及姑息治疗方面均有重要的作用，放疗前与医生充分沟通，了解放疗的作用、不良反应、相应的预防处理方法及疗程等，将有助于患者更好地接受放疗，配合流程，实现放疗疗效最大化。

PART 4

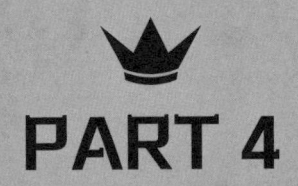

有的放矢
放疗中的注意事项

随着影像诊断设备和放射治疗设备的更新迭代,肿瘤的放疗迎来了高照射剂量、低不良反应的精准治疗时代。如何在放疗中做到医患配合、有的放矢是精准放疗的关键环节。

直肠癌每次放疗前,要做些什么来保证治疗的精准性

放疗前的充分准备需要患者和医务人员共同努力。患者准备包括完成放疗定位、饮食调整、规律排便、心理准备等,医务人员准备包括括精准靶区勾画、合理设置放疗剂量、保证体位重复性、确认治疗位置准确及治疗前影像学引导等。如此医患相互配合,才能保证治疗的精准性。

充分准备保证精准,精准治疗保疗效

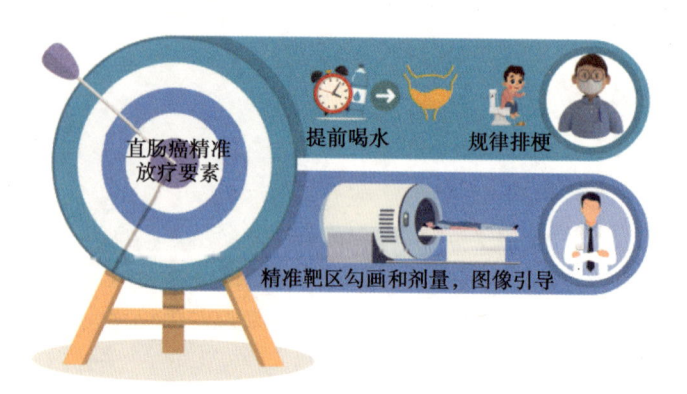

直肠癌精准放疗要素:提前喝水、规律排便、精准靶区勾画和剂量,图像引导

直肠癌放疗期间，要口服化疗药物或其他药物吗

术前或术后同步放、化疗是局部晚期直肠癌的标准治疗手段之一，小剂量的化疗对放疗有增敏作用。因此直肠癌放疗期间要口服化疗药物（卡培他滨等）。除此之外，也会根据病情需要选择静脉注射化疗药物：氟尿嘧啶和亚叶酸钙、伊立替康、奥沙利铂等，同时可给予对症的奥美拉唑、昂丹司琼等护胃止吐药物，缓解药物所致的胃肠道反应。

直肠癌放疗期间，食欲缺乏该怎么办？该如何合理饮食？需要"忌口"吗

放疗期间患者会出现食欲缺乏，需要查找原因，针对其病因进行治疗。饮食上无须忌口，均衡营养即可，清淡饮食，优质高蛋白饮食，适当进食水果，切忌油腻，避免辛辣，少食多餐，必要时可口服增强食欲的药物。

症状类别	常见食品建议
引起腹泻的食品	辛辣食品（如辣椒、胡椒）、油炸食品、乳制品（对乳糖不耐受者）、高糖食品、某些水果（如李子、梨）
引起便秘的食品	加工肉类（如香肠、火腿）、奶酪、白面包、糕点、薯片等高脂低纤维食品
引起胀气的食品	豆类（如黄豆、黑豆）、某些蔬菜（如洋葱、大蒜、豆芽）、碳酸饮料、啤酒
补血食品	动物肝脏、瘦肉（如牛肉、羊肉）、绿叶蔬菜（如蔬菜、甘蓝）、干果（如杏仁、核桃）
升白细胞的食品	西蓝花、甜椒、草莓、柑橘类水果（如橙子、柠檬）、全谷物、富含ω-3脂肪酸的鱼类（如三文鱼、鲑鱼）
增强食欲的食品	生姜（可刺激食欲）、低脂肪肉类（如鸡肉、火鸡肉）、易消化的谷物（如燕麦、小麦粥）、新鲜水果和蔬菜、清汤、豆腐

消化系统肿瘤放疗期间，出现恶心、呕吐、腹胀、排气增多怎么办

放疗期间出现恶心、呕吐、纳差、腹胀等胃肠道功能紊乱症状，为放疗或化疗药物对增殖能力旺盛的消化系统细胞造成杀伤所致。一般给予对症处理即可缓解，如症状不缓解或加重，应积极寻找病因，给予积极处理。

直肠癌放疗期间,出现大便次数增多、肛门疼痛及坠胀怎么办

首先保持肛周及会阴部清洁,穿宽松内裤;对于轻度反应者可密切观察,保持大便通畅;症状明显者,可以输注小剂量激素缓解肠炎症状,如出现肛门皮肤损伤,可局部给予百多邦、康复新液、黄柏液、生长因子对症处理;有出血者可用云南白药;必要时给予消炎、止泻和镇痛药等;症状严重者,暂停放疗,给予积极对症治疗。

预防和治疗放射性直肠损伤的方法

预防
- 患者教育
- 放疗技术改进
  - 3D-CRT
  - IMRT
  - Proton
  - Heavy ion
  - IGRT
- 物理防护措施
  - 将透明质酸和胶原蛋白注入盆周脂肪
  - 插入充气球囊导管到直肠,以保持适当的容积
  - 降低对直肠壁的辐射剂量
- 药物预防
  - 氨磷汀
  - 米索前列素
  - 氨基水杨酸类药物
  - 硫糖铝
  - 草药和传统中医药(中药)
  - 益生菌
  - 透明质酸

治疗
- 一般治疗
- 全身药物治疗
  - 益生菌
  - 抗生素
  - 非甾体抗炎药
  - 糖皮质激素
  - 传统中医药(中药)
- 局部药物治疗
  - 硫糖铝灌肠
  - 抗氧化剂
  - 丁酸酯/短链脂肪酸
  - GM-CSF灌肠
  - 传统中医药(中药)
  - 其他药物
- 内镜治疗
  - 氩气等离子凝固
  - 双极电凝和加热探头
  - 激光治疗
  - 射频消融
  - 直肠环扎术
  - 气囊扩张
- 高压氧舱治疗
- 粪便微生物菌群移植
- 外科手术干预

胃癌放疗期间，要口服化疗药物或其他药物吗

胃癌无论术前放疗还是术后辅助放疗，均需要服用口服化疗药物（卡培他滨或替吉奥）同步治疗；或静脉注射化疗药物（氟尿嘧啶和亚叶酸钙、奥沙利铂等）；出现恶心、呕吐、纳差、乏力症状时，给予对症的奥美拉唑、昂丹司琼等护胃止吐药物，以缓解化疗药物所致的胃肠道反应。

肝癌、胆管癌及胰腺癌放疗期间，要口服化疗药物或其他药物吗

为了增加肝癌、胆管癌及胰腺癌的放疗敏感性，放疗期间患者可口服卡培他滨或替吉奥或静脉注射氟尿嘧啶和亚叶酸钙、顺铂、吉西他滨等药物，但要注意毒性反应，并在医生的指导下用药。

放疗过程中，我可以正常呼吸吗

为提高肿瘤组织照射准度，降低正常组织照射，

在肺癌、乳腺癌、肝癌、胃癌等肿瘤中实施呼吸运动管理非常重要。放疗过程中要求患者保持平稳呼吸状态，避免因情绪紧张或深大呼吸导致照射位置不准。

每次放疗后，可以立刻进食吗

放疗可杀伤增殖较快的肿瘤细胞，对于增殖能力同样旺盛的消化道细胞也会造成杀伤，导致恶心、呕吐、食欲缺乏和腹泻等消化道症状。因此，一般建议在放疗后2~3小时后再开始进食为佳，以便给消化道组织足够的时间来恢复和修复。

放疗期间，可以口服止疼药吗

放疗期间，肿瘤本身或放疗急性反应均可引起疼痛，可根据不同原因给予镇痛处理。如为肿瘤所致疼痛，可口服镇痛药对症，同时给予抗肿瘤对因治疗；如为放疗所致的急性反应，可根据不同分级，减轻放疗水肿反应来缓解疼痛症状，必要时，暂停放疗。

放疗期间，要多长时间回访一次医生

肿瘤患者放疗期间会出现不同程度的放疗反应，患者应定期及时向医生反馈放疗过程中出现的症状，医生会评估诊断并给予及时处理，以保证患者放疗安全和疗效。病情稳定的患者2~3天回访一次，病情变化者请及时联系主治医生。

放疗期间，要定期验血吗

放疗常见的不良反应包括骨髓抑制、肝肾损伤、电解质紊乱等，出现纳差、乏力、厌油、发热、贫血等症状，严重时可危及生命。因此，放疗患者需要每周复查血常规。针对肝、胆肿瘤病人，肝胆系统放疗期间，建议每2周复查肝功能，以评估相关损伤。

放疗期间,可以用升白药物(或升红药物,或升血小板药物)吗

放疗期间,由于放射线的作用可出现骨髓抑制,

放疗期间要做的几件事

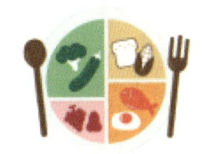

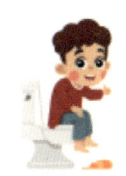

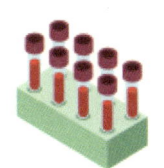

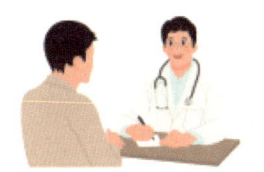

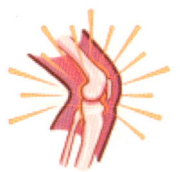

加强饮食　　规律排便　　定期查血

定期看医生　　按需镇疼　　遵医嘱口服化疗药物

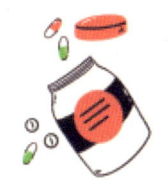

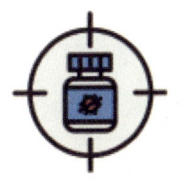

或靶向药物　　保持体表标记线清晰

较为常见的是红细胞、白细胞、血小板降低等。临床中，一般白细胞下降至 $3×10^9$/L、血红蛋白≤90g/L或血小板 $75×10^9$/L 以下，需要给予升白、升红、升血小板药物处理；如白细胞下降至 $2×10^9$/L、血红蛋白≤60g/L 或血小板 $50×10^9$/L 以下时，暂停放疗，必要时给予输血、输血小板治疗，待升至一定程度后方可再继续放疗。

放疗期间，需要调整放疗计划吗

调整放疗计划是为了肿瘤更精准照射，减少正常组织受照射剂量。放疗过程中出现反应较重、体型体位变化、病灶明显缩小、肿瘤位置变化及治疗目的改变等均须及时调整放疗计划。

放疗期间，可以中断几天吗

放疗中断的影响是一系列的。①短时间的中断，即中断1天、2天，对放疗的效果影响不大，但并不意味着没有影响，连续照射剂量是一个累加的过程，是为了能累积足够的照射量来杀灭癌细胞。②如果间断时间过长,肿瘤细胞就会在休息的时候再增殖,治疗效果就会大打折扣,肿瘤治疗的控制率就会下降。③由于中断放疗导致疗程每延长1周,肿瘤局部控制率下降14%左右;每延长2周,肿瘤局部控制率下降26%左右。因此应避免此种情况发生,出现中断治疗须给予适当补充剂量照射,以保证治疗强度和效果。

放疗疗效很好,可以减少治疗次数吗

放疗可以分为根治性放疗、姑息性放疗和辅助性放疗。根据不同放疗目的给予不同照射剂量,即使放疗疗效很好,也一般不建议减少照射次数和剂量。每个患者的放疗的计划剂量及次数都是根据患者疾病情况、按照现有的指南及标准来制订的,也是根据目前现有的循证医学给出的,是"成千上万"的既往病历的总结。因此,负责医生没有建议停止治疗前,不建议患者自行暂停剩余的治疗。

骨转移灶导致的疼痛要放疗多少次可减轻

放疗可利用放射线的作用,杀灭骨转移部位的癌细胞,从而达到减轻疼痛的目的。放疗是治疗骨转移病灶、减轻骨痛最有效的方法,一般治疗开始后1~2周疼痛缓解,90%疼痛在3个月内缓解。

放疗做了15次,如何监测评估治疗效果

在消化系统肿瘤放疗期间,一般无须监测评估疗效。特别是术后辅助治疗的患者,在全部放疗做完后2~3个月复查即可。根治性放疗的患者,基本也是在放疗后2~3个月复查,进而评估疗效。

治疗期间身上画的标记线看不清了,自己在家画一下可以吗

不可以。身上的标记线是放疗实施的重要标记,

一旦因出汗等原因出现标记不清晰,建议及时告诉治疗的技师或主管医生,按照放疗医务人员的指导将标记线再次标注,而不要自己擅自描画,以免与原来定位不一致,导致治疗误差。

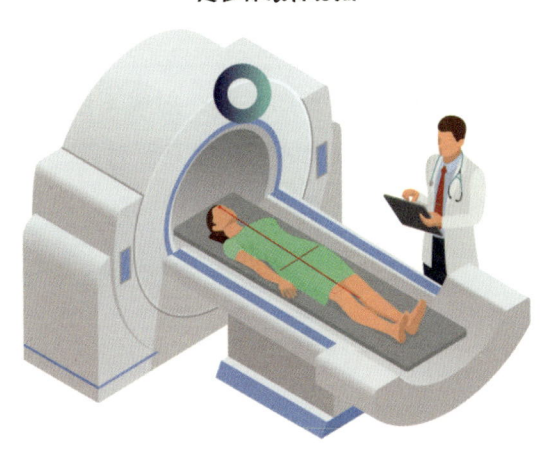

定位体表标记点

肝癌放疗期间吃什么更好

　　肝部肿瘤患者放疗期间的饮食注意几点。①禁忌霉变食物;②禁食过硬食物和多渣食物,应以软食为主,以防止因食管静脉曲张引起出血;③禁饮酒和辛辣刺激性食物；④肝功能不好的患者，特别是肝昏迷先兆的患者，要严格限制蛋白的摄入；⑤有腹水的患者要限制盐的摄入量；⑥禁食或减少高脂肪类饮食。

消化系统肿瘤患者放疗期间会掉头发吗

放疗是局部治疗，如果放疗射线不照射头部，不会掉头发。消化系统肿瘤一般只照射胃、肠、肝胆等肿瘤的肿瘤区或者相关淋巴引流区。因此，消化系统肿瘤放疗期间不会引起掉头发。

放疗期间，变黑的皮肤会恢复吗

这是射线对皮肤的不良反应，也是经常讲的放射性皮炎，属于放射治疗的常见不良反应之一。放疗引起的照射区域内皮肤反应包括色素沉着、水疱及皮肤破溃。这些都是一过性反应，随着治疗结束，皮肤会慢慢恢复，无须过度担心。

直肠癌放疗期间需要憋尿吗

如果治疗前定位按照医生要求憋尿了,那么放疗期间每次都应按照定位时候的情况憋尿,尽量重复定位时的膀胱充盈状态,从而使得每次治疗的重复性更好。目前,也有每次治疗前应用超声检查膀胱的充盈状态,保证每次治疗膀胱充盈的可重复。

直肠定位前喝水,充盈膀胱保器官

腹腔(小肠):膀胱充盈可将小肠顶至射线安全区

膀胱

直肠

前列腺

阴茎

肛门

睾丸

直肠癌放疗期间出现腹泻，还能继续做放疗吗

大便次数增加或者里急后重感，经常在直肠癌放疗中出现，也是放疗引起的肠道不良反应的主要表现，一般是急性放射性直肠炎，通过止泻治疗、温水坐浴改善局部血液循环，可以促进局部黏膜的恢复，严重者要暂停放疗。

乙型肝炎引起的肝癌，放疗期间需要继续口服抗病毒药物治疗吗

合并乙型肝炎病毒（HBV）感染的患者，即使HBV病毒不复制，或低复制，在进行放疗中也可能出现HBV的再激活。因此，合并HBV感染，特别是复制活跃的肝癌患者，口服抗病毒治疗应该贯穿放疗全程。宜选择强效、低耐药的药物如恩替卡韦、替诺福韦酯或丙酚替诺福韦等。

为什么感觉每天的治疗时长不一样

治疗时长由加速器出射线的剂量率及每日是否做图像验证决定。一般来讲如果当天治疗的时候有验证,那么患者会感觉总时长会多一点。如果治疗机构是每天都验证的话,那么患者就不会感觉时长的变化。如果是隔日验证或者每周一次验证,那么会感觉没有验证的治疗时间短一些。

治疗期间,治疗床太硬,铺一个软垫可以吗

不可以。即使很薄的垫子也会让患者的体位发生变化,进而导致不能与定位时候完全一致。目前,放疗的治疗计划均是按照定位时候的体位制作。因此一旦治疗期间无法和定位的体位一致,将会导致治疗的严重误差,影响疗效,增加不良反应。

直肠癌放疗期间,为什么出现尿频、尿急、尿痛的感觉呢

直肠与膀胱互相毗邻,直肠癌无论是术前、术后或者是根治放疗,都会对膀胱有一定影响。常见的是射线引起的放射性膀胱炎,早期反应表现为尿频、尿急、尿痛,多数表现轻微,经过多饮水、必要时药物治疗可减轻或者痊愈。

胃癌放疗期间,食欲缺乏该怎么办?该如何合理饮食?需要"忌口"吗

胃癌放疗期间,食欲缺乏者可以通过调节情绪、饮食、药物治疗来解决。宜清淡饮食,切忌油腻,少食多餐,多吃富含膳食纤维素的食物,如魔芋、大豆及其制品、新鲜蔬菜和水果、藻类等。原则上无须忌口,注意均衡饮食即可。

肝癌、胆管癌及胰腺癌患者每次放疗前，要怎么做来保证治疗的精准性

每次放疗前可以通过合理饮食避免体重变化导致体位不一致；尽量保持与定位一致的呼吸运动，避免过大过深呼吸；保持体表标记线清晰。

放疗期间，白细胞（或红细胞，或血小板）低了怎么办

放射线可杀伤增殖能力强的骨髓造血细胞，患者常常出现白细胞、血小板降低，贫血等症状，多为Ⅰ~Ⅱ度骨髓抑制，可继续放疗，并给予对症处理；如出现Ⅲ~Ⅳ度骨髓抑制，须立即暂停放疗，严重者要单间隔离、预防使用抗感染及输注血小板治疗。

放疗对其他部位有影响吗

放疗利用高能量的射线照射患者的特定部位，以杀死或控制异常细胞的生长。尽管放疗主要集中

在特定部位，但有时可能会对其他部位产生一些影响，可能会产生一些不良反应也可能会产生有利影响（远隔效应）。

专家有话说

胃癌、直肠癌、肝癌、胆管癌及胰腺癌患者放疗前充分准备，放疗过程中遵医嘱完成定期查血、及时沟通、合理饮食及同步药物治疗等，再加上放疗工作人员的精准靶区勾画、剂量设定和精准照射，是保证治疗精准性的重要因素。

PART 5

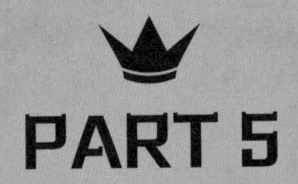

不容懈怠
放疗后随访

放疗后定期检查，可以评估患者体内肿瘤的变化，判断是否达到了预期治疗效果；监测患者是否出现并发症，有助于及时调整治疗计划，确保患者获得精准和有效的治疗；放疗后的随访还提供了重要的心理支持。

直肠癌放疗后多久复查？复查内容包括什么

直肠放疗二月查，一共四项不能少

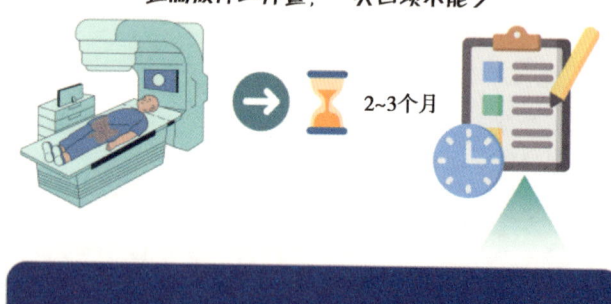

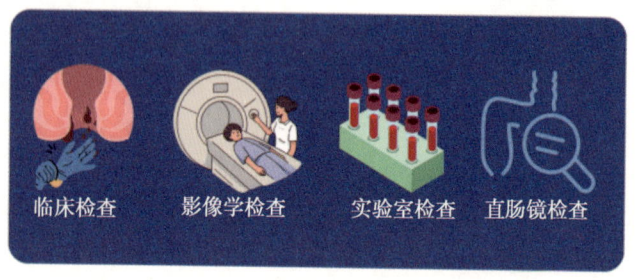

2~3个月

临床检查　　影像学检查　　实验室检查　　直肠镜检查

一般而言，患者在完成直肠癌放疗后首次复查通常在放疗结束后的2~3个月进行，随后的复查时间会根据患者的具体情况而定。复查的内容主要包括临床检查（患者的症状，医生的体格检查）、影像学检查（主要包括CT扫描、MRI扫描和PET-CT

等)、血液检查(血常规、肝功能、肾功能、肿瘤标志物等)、直肠镜检查。

直肠癌放疗后肿瘤还会复发吗

直肠癌在某些情况下,可能会在放疗后复发。这与多种因素有关,包括肿瘤的类型、患者的机体状况以及治疗的完整性。放疗后的复发通常在治疗后的数月或数年内发生。因此,患者要定期进行复查,以便及早发现和处理任何可能的复发。

直肠癌放疗后会带来哪些后遗症

直肠癌放疗后,常见的不良反应:①胃肠道反应,恶心、呕吐、食欲减退等胃肠道反应。②腹泻和便秘,直肠癌放疗可能导致肠道黏膜受损,引起腹泻或便秘。③膀胱功能损伤:尿频、尿急等症状。④皮肤反应:皮肤干燥、脱屑、瘙痒等症状。⑤生殖功能问题:生殖系统损伤和性功能障碍。⑥疲乏:放疗会使一些患者感到疲惫不堪,这可能是身体对治疗的一种自然反应。

直肠放疗需注意，各大问题早处理

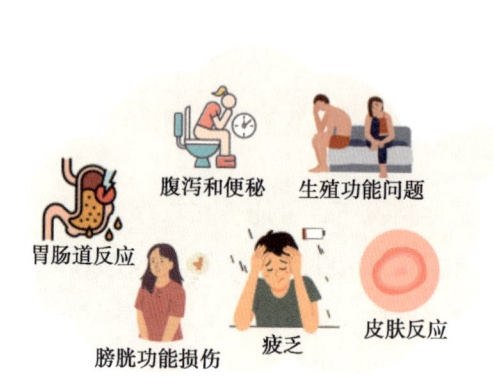

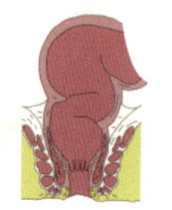

直肠癌放疗后会得放射性直肠炎吗？得了放射性直肠炎该怎么办

放射性直肠炎是由于直肠周围组织在放疗过程中受到辐射而引起的炎症性疾病，其症状包括腹痛、腹泻、便血、直肠瘙痒和排便困难等。这些症状可能在直肠癌放疗后几周或几个月内出现。一旦发生放射性直肠炎，治疗方法主要包括药物治疗和生活方式管理。应用抗炎药和止泻药等用以缓解症状；患者调整饮食，增加纤维摄入，避免辛辣刺激食物，有利于减轻症状。患者在治疗后会定期进行随访，医生会监测症状的变化并及时调整治疗计划。

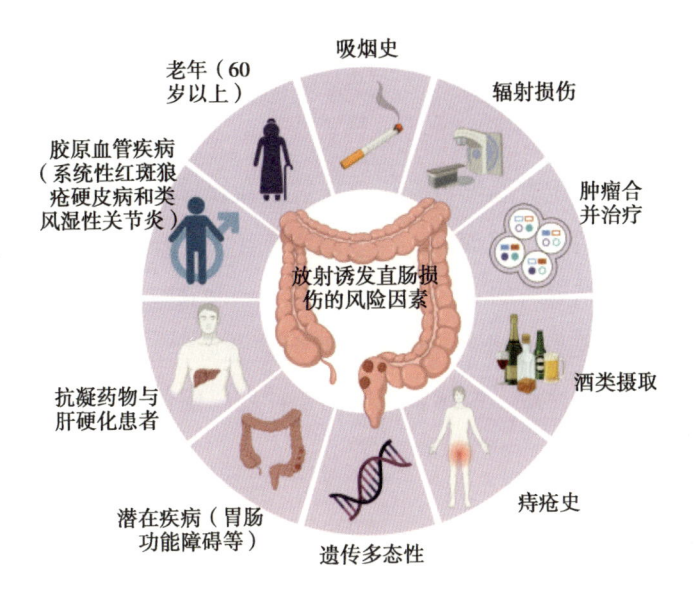

放射诱发直肠损伤的风险因素：
- 吸烟史
- 辐射损伤
- 肿瘤合并治疗
- 酒类摄取
- 痔疮史
- 遗传多态性
- 潜在疾病（胃肠功能障碍等）
- 抗凝药物与肝硬化患者
- 胶原血管疾病（系统性红斑狼疮硬皮病和类风湿性关节炎）
- 老年（60岁以上）

直肠癌放疗后还需要化疗或者其他治疗吗

直肠癌治疗的全过程通常涉及多种手段，包括手术、放疗和化疗等。在完成直肠癌放疗后，医生会根据患者的具体情况决定是否要进一步进行化疗或其他治疗。

低位直肠癌放化疗后等待和观察需要多久

低位直肠癌放、化疗后等待和观察的时间因患者的具体情况而异，一般而言，首次观察在放疗和化疗结束后的4~8周进行。在等待和观察期间，若肿瘤复发或进展，医生可能会调整后续治疗方案。若病情稳定，需调整长期随访计划以确保患者的健康状况。

低位直肠癌放化疗后等待和观察的检查手段

低位直肠癌放化疗后，等待和观察的检查手段包括定期结直肠镜检查、肿瘤标志物测定以及影像学检查如CT或MRI，旨在及时发现复发或进展迹象。

直肠镜检示意图

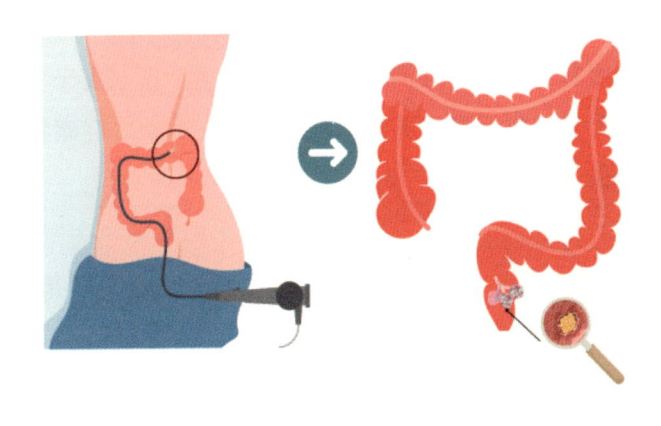

低位直肠癌放化疗后等待和观察，如果发现复发怎么办

肿瘤复发可预期，正规治疗别放弃

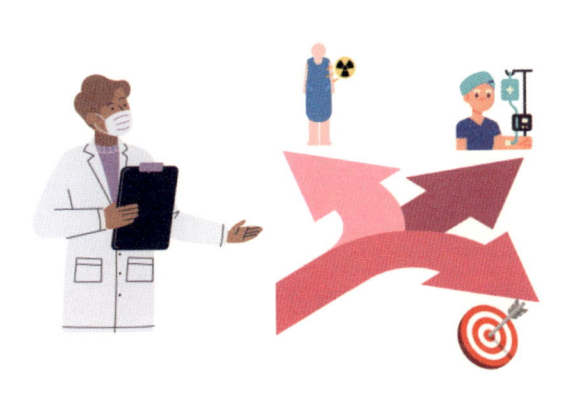

低位直肠癌放化疗后,在等待和观察期间,医生会详细地检查、全面地了解复发的程度和位置,以便制订下一步的治疗计划。治疗选择将取决于多个因素,包括复发的具体情况、患者的整体健康状况和之前接受的治疗历史。

低位直肠癌放化疗后在等待和观察期复发概率大吗

一般而言,经过综合治疗后的低位直肠癌患者的复发概率相对较低。复发概率受到肿瘤的阶段、分级、治疗方案、患者的整体健康状况等多方面因素的影响。患者在等待和观察期间应密切关注身体状况,定期接受医生的随访,并遵循医生的建议进行治疗和生活方式管理,可降低复发的风险,提高治疗的成功率。

直肠癌放化疗后总腹泻怎么办

直肠癌放、化疗后总腹泻可能是由于治疗引起的直肠黏膜受损,影响了正常的排便控制。可通过药物治疗和饮食调整来缓解症状。充分饮水,以防脱水。避免摄入含咖啡因和含糖饮料加重腹泻。

直肠癌放疗后,肛门坠胀感怎么解决

直肠癌放疗后,肛门坠胀感是比较常见的不良反应,但通过合理的药物处理、温水坐浴、饮食调整和生活方式调整,大多数患者可得到有效缓解。

直肠癌放疗后,大便不成形、变细,如何处理

放疗后的大便变细是一个常见但可以处理的问题。采取综合性的治疗和生活方式调整,患者通常能够缓解症状,提高生活质量。①放疗后3个月内大便不成形、变细,可能与直肠局部水肿有关,可以通过减轻水肿的治疗来缓解症状。②若大便不成形、变细症状发生在3个月之后,尤其是1年以后,需要首先确定是否存在直肠肿瘤局部复发,若为肿瘤复发所致,要进行下一步抗肿瘤治疗;若不存在

大便观察要仔细，早发现早就医

医生，我直肠癌放疗3个月大便有时很细是怎么回事？

如果是放疗后3个月存在大便不成形、变细，可能与直肠局部水肿有关，可以通过减轻水肿的治疗来缓解症状。

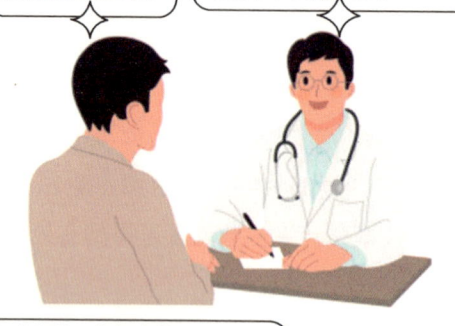

若大便不成形、变细症状发生在3个月之后，尤其是1年以后，需要首先确定是否存在直肠肿瘤局部复发，若为肿瘤复发所致，需要进行下一步抗肿瘤治疗；若不存在肿瘤复发，可能为良性直肠狭窄，可采用直肠扩张等方法，严重时需要外科手术治疗。

医生，我直肠癌放疗后都1年了大便现在突然变很细是怎么回事？

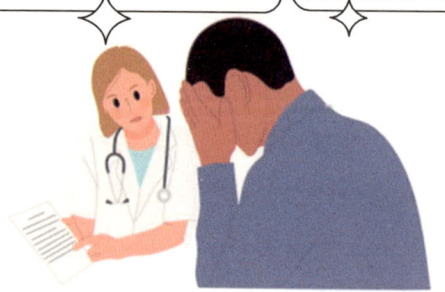

肿瘤复发，可能为良性直肠狭窄，可采用直肠扩张等方法，严重时要外科手术治疗。

直肠癌新辅助放化疗，做了造口手术，术后什么时候还纳？需要注意什么

造瘘口还纳是指将之前为了缓解直肠癌引起的梗阻或其他问题而进行的造口手术（如结肠造口术）闭合的过程。还纳的时机要在确保患者身体充分康复、手术区域愈合良好的前提下进行。具体的时间表会根据患者的具体情况而定，可能需要数周到数月的时间。在考虑进行造口还纳之前，医生通常会进行一系列检查评估患者的身体状况是否适合。

胃癌放疗后多久复查？复查内容包括什么

一般而言，胃癌放疗后的初步复查通常在治疗结束后的2~4周进行。复查内容包括临床检查、影像学检查、内镜检查、血液检查、营养评估等。

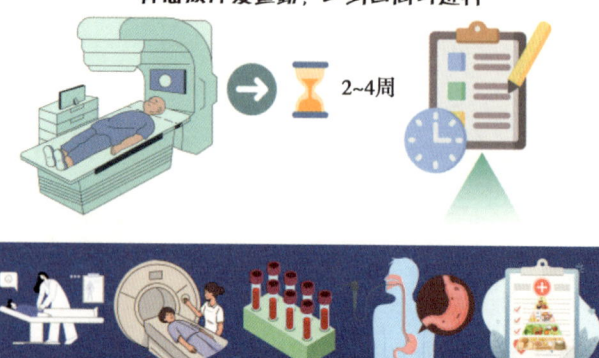

胃癌放疗后会产生哪些后遗症

胃癌放疗可能带来一些后遗症。①最常见的就是胃肠道反应，如恶心、呕吐、腹痛、食欲缺乏等，严重者可能出现胃肠道溃疡，甚至穿孔等；②骨髓抑制、疲惫乏力等也较为常见；③女性患者偶尔会出现月经不调；④从长期来看，也可出现放射性心脏或放射性脊髓损伤。但具体的后遗症与患者本人、病情、治疗强度以及综合治疗模式等多方面相关，提前判断和提早预防可以有效降低后遗症的发生率。

胃癌放疗后遗症

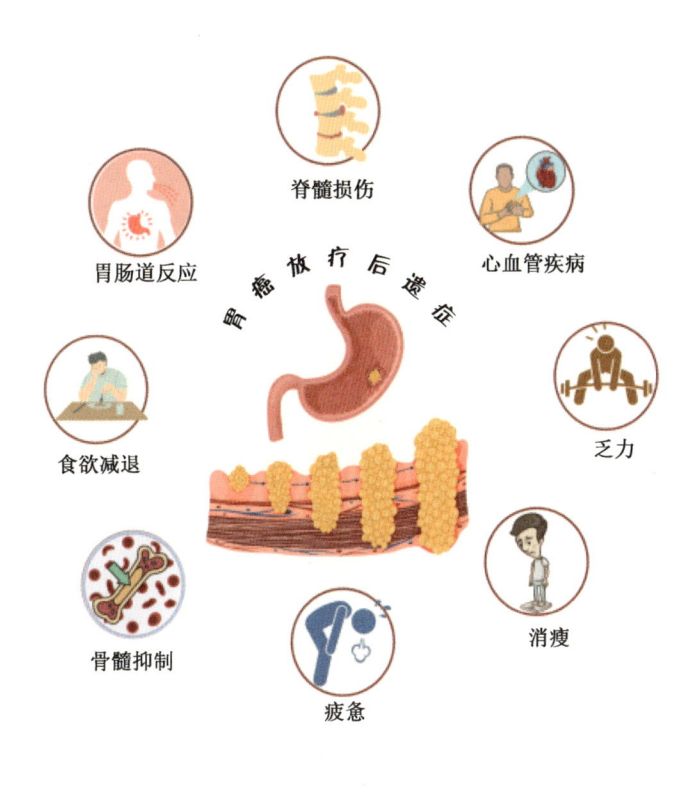

- 脊髓损伤
- 心血管疾病
- 胃肠道反应
- 乏力
- 食欲减退
- 消瘦
- 骨髓抑制
- 疲惫

胃癌放疗后还要化疗或者其他治疗吗

胃癌是一种讲究综合治疗的疾病，放疗只是胃癌治疗方式的一种，一般需要与其他治疗方法结合使用，如手术、化疗、分子靶向治疗和免疫治疗等。放疗后是否要化疗或者其他治疗通常要根据患者病情、病理类型和分期等因素综合决定，建议在专科医生的指导下综合应用多种治疗手段以更好地发挥协同作用。

肝癌、胆管癌及胰腺癌放疗后多久复查？复查内容包括什么

肝癌、胆管癌及胰腺癌放疗后复查时间：①初步复查，放疗结束后几周到3个月内随访，评估患者的整体状况，检查是否有任何治疗相关的不良反应；②短期随访，初步复查后，短期内会进行定期随访，以监测患者的身体状况、了解任何潜在的问题，并及时干预；③中期随访，治疗结束后数月到1年内随访，医生会通过影像学检查来评估癌症的治疗效果，检测是否有复发或新病变；④长期随访，治疗结束后的1年或更长时间内随访，目的是监测患者的健康状况、评估癌症的长期控制情况，并及时处理任何复发的迹象。

肝癌、胆管癌及胰腺癌放疗后复查内容：①医生询问患者有关任何症状、不适感或生活质量变化等问题；②体格检查，医生通过体格检查，关注患者的一般健康状况，寻找任何可能的体征或症状；③血液学检查，通过检查血液中的特定指标来评估患者的整体健康状况；④影像学检查，CT、MRI等可用于评估肿瘤的治疗效果和检测任何复发。

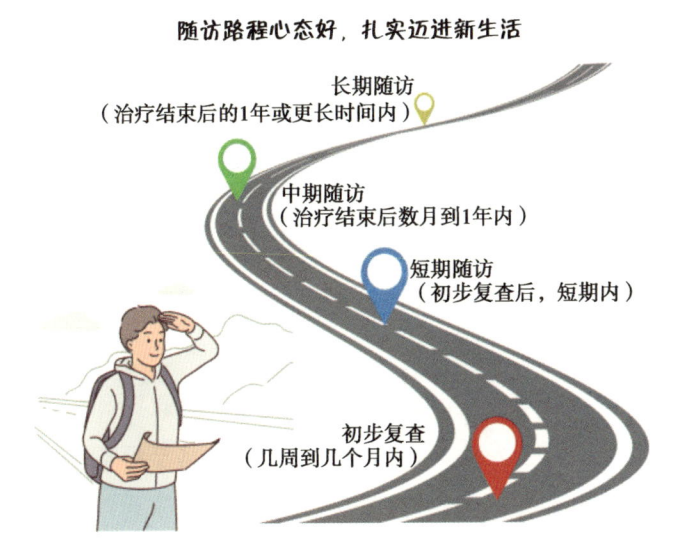

随访路程心态好，扎实迈进新生活

长期随访
（治疗结束后的1年或更长时间内）

中期随访
（治疗结束后数月到1年内）

短期随访
（初步复查后，短期内）

初步复查
（几周到几个月内）

肝癌、胆管癌及胰腺癌放疗后还会复发吗

肝癌、胆管癌及胰腺癌放疗后是否复发受两方面的因素影响。①患者的自身因素,包括个体的肿瘤易感性、患者的身心健康状况和营养情况等;②肿瘤的病例特点,包括病理类型、分期、放疗敏感性以及放疗结束时肿瘤的消退情况等。即使治疗后肿瘤完全得到控制,仍然存在复发的风险。

肝癌、胆管癌及胰腺癌放疗后会带来哪些后遗症

肝癌、胆管癌及胰腺癌放疗后可能出现以下后遗症:①放射性肝损伤,严重者甚至导致肝功能恶化;②放射性胆道损伤,胆道梗阻和黄疸等;③放射性胃肠道反应,恶心、呕吐、腹痛、腹泻和食欲缺乏,胃肠炎症、胃肠溃疡,严重者甚至可能导致胃肠道穿孔;④放射性肾损伤,血尿、尿痛以及肾功能不良等;放射性脊髓损伤;⑤靠近膈顶部位的肿瘤放疗可能导致放射性肺损伤、胸膜炎和胸腔积

液等；骨髓抑制；疲惫乏力等。

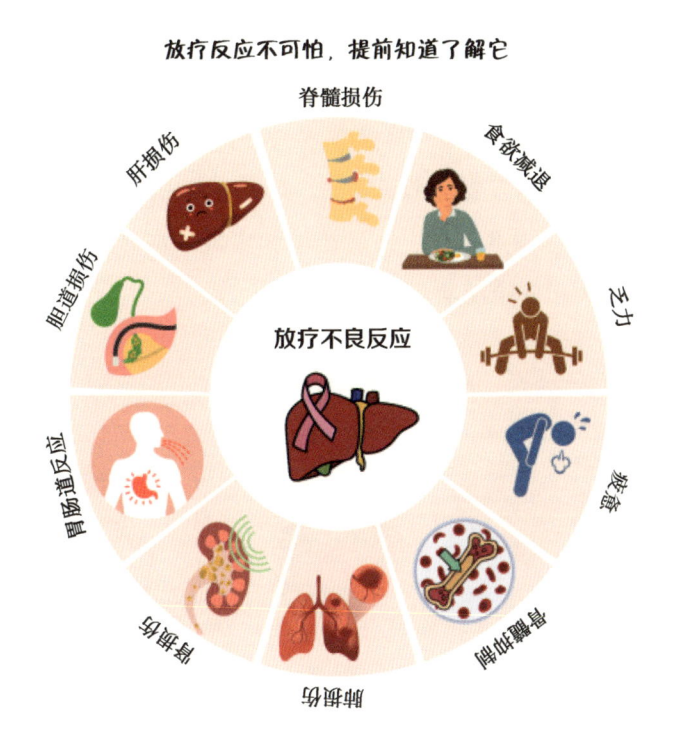

放疗反应不可怕，提前知道了解它

放疗不良反应：脊髓损伤、食欲减退、乏力、疲惫、骨髓抑制、肺损伤、肾损伤、胃肠道反应、胆道损伤、肝损伤

胰腺癌放疗后腹胀怎么办

胰腺癌放疗后腹胀是常见的不良反应，可能与

胃肠道水肿、肠道积气、肠道蠕动减缓、肠梗阻、消化不良等相关。建议在医师的指导下，一方面通过调整饮食结构，避免食用产气、油腻和难以消化的食物（如红薯、豆类、牛奶等），选择易消化的食物（如米饭、面食、煮蔬菜等）；另一方面改变饮食习惯，少食多餐、细嚼慢咽。必要时使用药物干预。此外，像腹部按摩、适度运动和多摄入水分，也有助于促进肠道蠕动，减轻腹胀症状。

胰腺癌放疗后腹胀处理建议

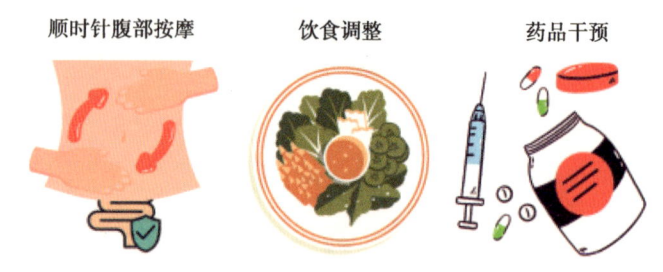

顺时针腹部按摩　　　饮食调整　　　药品干预

肝癌、胆管癌及胰腺癌放疗后出现胃十二指肠溃疡怎么办

肝癌、胆管癌及胰腺癌放疗后有可能会出现胃十二指肠溃疡，表现为胃痛、腹痛、消化不良、恶

心、呕吐、黑粪甚至呕血等，一旦出现以上相关症状应尽快就医，明确诊断，并通过抑酸和胃黏膜保护剂进行药物治疗，情况严重者还需要外科手术治疗。同时如果确诊为胃十二指肠溃疡，还要注意调整饮食结构，避免进食刺激性食物和咖啡，选择容易消化的食物，当然戒烟和戒酒也必不可少。

消化道肿瘤放疗后消化功能欠佳，该如何促进恢复

消化道功能欠佳是消化道肿瘤放疗过程中最常见的表现之一，饮食及生活习惯的调整非常重要，建议选择易消化的食物，以减轻肠道负担，增加优质蛋白质和膳食纤维的摄取；低脂饮食和保持充足的水分摄入；此外适度的运动有助于促进胃肠道蠕动，缓解便秘，并提高整体身体状况；规律的作息并保证足够的睡眠时间，合理的饮食和健康的生活习惯可以更快促进患者消化系统功能恢复并提高患者生活质量。

放疗过后多手段,促进消化功能佳

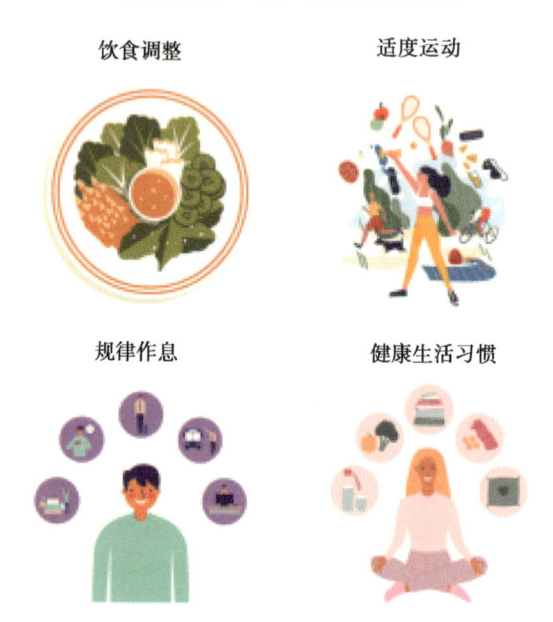

饮食调整

适度运动

规律作息

健康生活习惯

消化系统肿瘤放疗后要进行康复锻炼吗

消化系统肿瘤放疗后的康复锻炼也属于肿瘤治疗的一个部分,它不仅能够促进胃肠道功能恢复,调节身体健康，还能改善心理焦虑，促进社交互动，有助于患者更好地回归生活、回归工作、回归社会。

常见康复锻炼

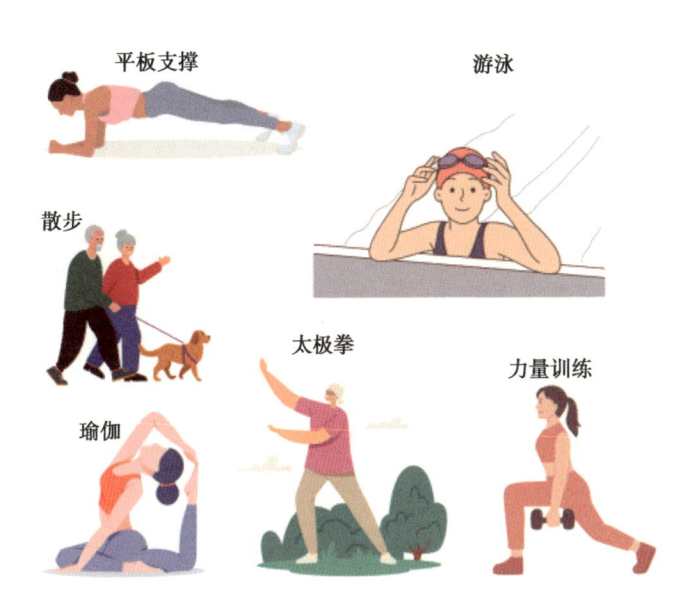

平板支撑

游泳

散步

太极拳

力量训练

瑜伽

专家有话说

消化道肿瘤的放疗是一个系统工程,不仅包括前期的放疗准备,中期的治疗,还包括后期的随访康复阶段。

很多患者经过前期艰苦的放疗过程,到放疗结束时往往会放松警惕,认为已经完成全部治疗。殊不知放疗后的随访康复对于这个阶段对于减轻患者的放疗不良反应,评估放疗疗效,早期发现肿瘤复发转移征兆,让患者尽快早日恢复正常人的生活是至关重要的。因此,医患双方都应该重视放疗后的随访康复,通力合作,攻克消化道肿瘤。

后 记

感谢您选择阅读本书。本书主要介绍放射治疗在消化系统肿瘤治疗中所扮演的角色，包括患者放疗前准备、放疗中的注意事项及放疗后的随访等方面内容。

放射治疗在消化系统肿瘤（包括胃癌、肝癌、胰腺癌、直肠癌、肛管癌等）治疗中占有非常重要的地位。放疗可以作为独立的治疗方法，也可以与其他治疗手段（如手术、化疗、靶向治疗、介入治疗和免疫治疗）相结合，为患者提供个体化综合治疗策略。

在本书编写过程中，我们听取并了解了患者及其家属的切身需求和宝贵意见，力求用通俗易懂的语言和图文并茂的方式阐释复杂的放疗知识。无论您是患者、家属，还是医疗相关人士，我们都希望您能从书中获益。

我们深知本书所能涵盖的内容，相较于深奥的放射治疗知识，只是沧海一粟，管中窥豹。我们鼓励您继续探索、学习和与医疗专业人士交流，以进一步了解放射治疗在消化系统肿瘤治疗中的重要性。

最后，希望本书提供的信息，对您的治疗、康复是有价值的。那将是我们最大的荣幸，也是我们的责任。

祝您身体康健，生活幸福、吉祥如意!

岳金波　王喆